医生很忙没细说丛书

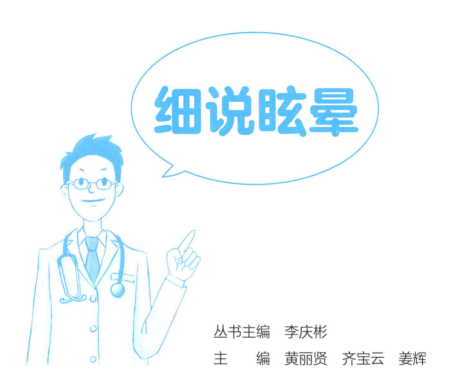

细说眩晕

丛书主编　李庆彬

主　　编　黄丽贤　齐宝云　姜辉

电子工业出版社

Publishing House of Electronics Industry

北京·BEIJING

未经许可,不得以任何方式复制或抄袭本书之部分或全部内容。
版权所有,侵权必究。

图书在版编目(CIP)数据

细说眩晕/黄丽贤,齐宝云,姜辉主编. —北京:电子工业出版社,2019.7
(医生很忙没细说丛书/李庆彬主编)
ISBN 978-7-121-36970-4

Ⅰ.①细… Ⅱ.①黄…②齐…③姜… Ⅲ.①眩晕—防治—普及读物 Ⅳ.①R764.34-49

中国版本图书馆CIP数据核字(2019)第123166号

责任编辑:王梦华
印　　刷:三河市华成印务有限公司
装　　订:三河市华成印务有限公司
出版发行:电子工业出版社
　　　　　北京市海淀区万寿路173信箱　邮编:100036
开　　本:720×1000　1/16　印张:10　字数:132千字
版　　次:2019年7月第1版
印　　次:2019年7月第1次印刷
定　　价:58.00元

凡所购买电子工业出版社图书有缺损问题,请向购买书店调换。若书店售缺,请与本社发行部联系,联系及邮购电话:(010)88254888,88258888。
质量投诉请发邮件至zlts@phei.com.cn,盗版侵权举报请发邮件至dbqq@phei.com.cn。
本书咨询联系方式:QQ 375096420。

编委名单

丛书主编 李庆彬（北京中医药大学东直门医院）

主　　编 黄丽贤（北京中医药大学东直门医院）

　　　　　　齐宝云（北京中医药大学东直门医院）

　　　　　　姜　辉（北京中医药大学东方医院）

副 主 编 许　芳（北京中医药大学第三附属医院）

　　　　　　范庆菁（北京中医药大学东直门医院）

　　　　　　蔡　倩（北京中医药大学东方医院）

　　　　　　张万军（军事科学院军事医学研究院生命组学研究所）

绘　　图 徐雯琰（北京中医药大学东直门医院）

前 言

随着生活水平的提高，人们的健康意识日益增强，眩晕作为临床常见的病症之一，也受到越来越广泛的关注。

众所周知，人体是一部精密的"仪器"。眩晕的病因亦是复杂多样的，涉及神经内科、耳鼻喉科、普通内科及精神科等多科疾病，临床鉴别存在一定的难度。医生和患者是同一战壕里的战友，面对眩晕这一共同的"敌人"，我们必须做到知己知彼。

本书从头晕与眩晕的鉴别、前庭的解剖生理及病理、引起眩晕的常见疾病、中医对眩晕的认识、眩晕发作时患者的注意事项以及眩晕的预防等多个方面，结合患者最关心的问题对眩晕相关知识进行了全面的阐述。全书语言生动，内容通俗易懂，旨在为医生和患者搭建沟通的桥梁，给更多人带来帮助。

未病先防、既病防变、已病防复，愿天下医患同乘健康之舟车，共迎美好而灿烂的明天。

黄丽贤　齐宝云　姜辉
2019 年 3 月

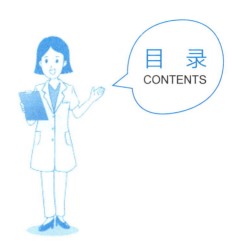

目　录
CONTENTS

第 1 章 Chapter 01　头晕不等于眩晕

1　头晕和眩晕不一样 / 002

2　引起头晕和眩晕的常见疾病 / 004

3　引起眩晕的疾病分类及常见诱因 / 008

第 2 章 Chapter 02　与眩晕有关的器官组织

1　人体如何维持平衡——平衡三联 / 012

2　眩晕的起因是平衡功能障碍 / 018

3　与眩晕息息相关的结构 / 019

4　半规管的作用 / 023

5　耳石的蜗居房——"耳石器"有何用 / 026

6　失重对前庭的影响 / 027

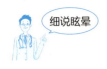

细说眩晕

| 第 3 章 Chapter 03 | 引起眩晕的常见疾病和治疗 |

1　眩晕发作与位置变换有关 / 030

（1）耳石症 / 032

（2）前庭性偏头痛 / 040

（3）中枢性位置性眩晕 / 045

（4）颈源性眩晕 / 048

（5）前庭阵发症 / 056

（6）外淋巴瘘 / 059

2　眩晕与位置变换关系不大 / 062

（1）前庭神经炎 / 062

（2）梅尼埃病 / 065

（3）突发性耳聋伴眩晕 / 068

（4）脑干、小脑的病变 / 072

3　诱发眩晕的高危因素 / 080

（1）肥胖 / 080

（2）年龄 / 082

（3）高血压病 / 084

（4）高脂血症 / 087

（5）糖尿病 / 089

| 第 4 章 Chapter 04 | 中医说眩晕 |

1　中医说眩晕 / 094

2　中医辨识眩晕的三大重点 / 097

3　中医治疗眩晕三妙招 / 098

（1）眩晕的中药治疗 / 100

（2）眩晕的针灸治疗 / 102

（3）眩晕的耳穴压丸治疗 / 106

第 5 章 Chapter 05　眩晕的紧急处置

1　眩晕来袭时的临时应对 / 108

2　恶心、呕吐 / 110

3　强烈头痛 / 112

4　言语、肢体活动不利 / 113

5　耳鸣耳聋、听力下降 / 114

6　特定位置就眩晕，不敢睁眼 / 115

7　一天到晚昏昏沉沉 / 116

第 6 章 Chapter 06　医院就诊指南

1　得了眩晕应该到哪个科室看病 / 120

2　面对医生应该说什么 / 121

3　前庭功能检查 / 128

4　头颅 MRI / 129

5　耳科检查 / 130

6　眼科检查 / 131

7　颈椎检查 / 131

8　精神检查 / 132

9　其他检查 / 138

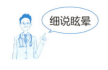

第 7 章 Chapter 07

学会和眩晕共处

1　早诊断早治疗，眩晕不可怕 / 140

2　学会和反复眩晕共处 / 140

3　调节情绪，保证睡眠 / 142

4　注意安全，防止意外 / 144

5　呕吐后的饮食调养 / 146

6　加强锻炼，增强体质 / 147

7　重视前庭康复训练 / 149

8　放慢生活节奏，注意减轻压力 / 149

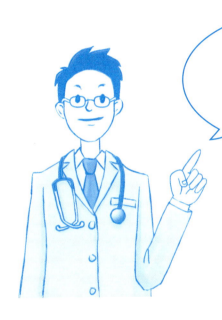

第 1 章
Chapter 01

头晕不等于眩晕

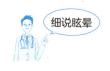

细说眩晕

1 头晕和眩晕不一样

很多患者在陈述症状的时候会把头晕和眩晕混为一谈，完全分不清它们之间的不同。其实，头晕和眩晕是不一样的，引起头晕和眩晕的疾病也不一样。下面就向大家介绍一下两者的区别。

在现实生活中，普通人确实很难做出专业的区分。比如，几乎没有患者会说："医生，我眩晕。"大多数情况下患者总是说："医生，我头晕。"这就需要医生对患者进行详细的问诊和查体，明确症状之后进行相应的诊断和治疗。

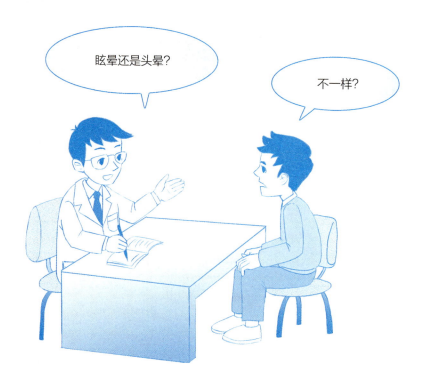

第1章 // 头晕不等于眩晕

关于头晕和眩晕的概念，目前国际上存在两种说法。一种说法认为，头晕包括眩晕，即眩晕是头晕的一部分。另一种说法认为，头晕与眩晕各自相对独立存在。我们倾向于后一种说法。

头晕是一种常见的脑部功能性障碍，表现为头昏、头胀、头重脚轻，但不包括思维迟钝、混乱等障碍。这种晕没有旋转感，这与眩晕是不同的。

眩晕是指明明自身没有动，但是却感觉到旋转或摆动，是一种运动幻觉。患者常说感觉天旋地转或东西晃来晃去。

也就是说，感觉头脑不清醒，晕晕乎乎，昏昏沉沉的时候，就是头晕；感觉天旋地转，像坐船一样晃晃悠悠的时候，就是眩晕。

本书的内容主要是针对眩晕患者的，当然也会提到一些头晕患者的治疗策略，在后面会详细讲解。看到这里，希望您能把头晕和眩晕区分开来，因为它们的发病原因和机制很可能是不一样的。

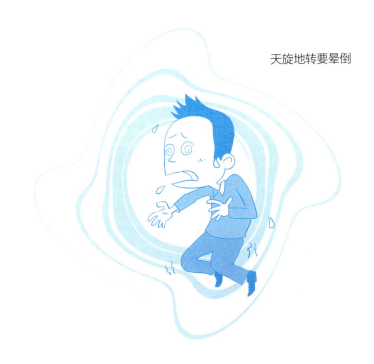

天旋地转要晕倒

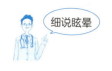 细说眩晕

2 引起头晕和眩晕的常见疾病

在介绍与头晕和眩晕有关的疾病之前，先来看几个病例。

王阿姨 55 岁，有高血压病病史 5 年。刚发现血压高的时候，她还把血压当回事，按时吃药、量血压。近两年王阿姨自我感觉良好，就不再监测血压，吃药也是三天打鱼两天晒网。这天早上一起床，她就觉得头昏昏沉沉的，刚拿起菜篮子要去买菜，立刻感到血往头上顶。一测血压，显示 200/110mmHg，王阿姨赶紧打车去了医院。经过治疗后血压逐渐平稳下来，头也感觉舒服多了。

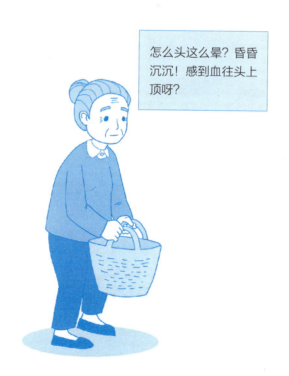

第1章 // 头晕不等于眩晕

张大爷 70 岁了,有高血压病、糖尿病病史,以前还得过脑梗死,好在没有后遗症。刚出院的时候,张大爷牢记医生的嘱咐,十分关注自己的血压、血糖。但是没过多久,他就松懈了,血压也不量了,血糖也不测了,还整天和别人说:"我没事,好着呢。"最近一个月,张大爷总是一阵一阵头晕,昏昏沉沉不清醒,反应也比以前慢,还总犯困。儿子带他到医院检查,血糖是 22mmol/L,血压是 170/100mmHg,颅内血管多发狭窄,离再发脑梗死不远了。张大爷赶紧按照医生的建议规律服药,自觉控制血压和血糖,头晕症状没多久就消失了。

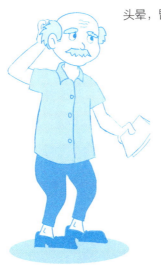

头晕,昏昏沉沉,不清醒

63 岁的老李平时一个人住,他很少去医院,感觉自己身体很棒。一天早晨醒来后,老李觉得天旋地转,左侧肢体乏力,看东西有重影,还有恶心呕吐。他以为是吃坏了东西,忍忍就好了。可是到了中午非但不见好,还越来越重,只能给孩子打电话。被救护车送到医院后,经过检查,老李被诊断为脑干梗死。之后,病情逐渐加重,并出现言语不清、吞咽困难、四肢活动差,继而又出现呼吸、心跳等异常,住进了重症监护室。没过多久,老李去世了。

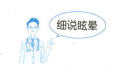

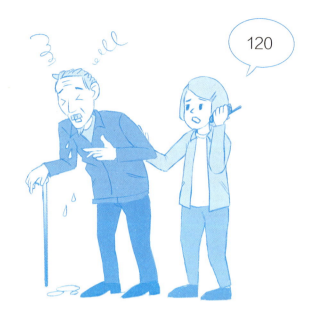

33岁的张女士是企业白领,平时工作压力较大,最近几天为了突击业绩总是加班加点。一天早上醒来,她觉得天旋地转,恶心呕吐,向左侧转头时最明显,都不敢动脑袋。到了医院,医生检查后确诊是耳石症。在进行了简单的治疗后,张女士马上就一点也不晕了,高高兴兴地回家了。

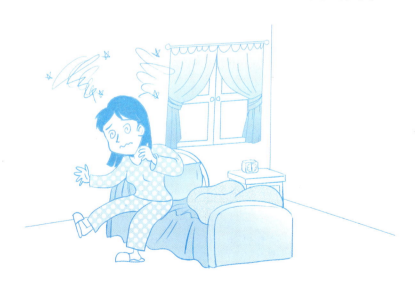

第1章 // 头晕不等于眩晕

通过这四个病例,不难看出,头晕和眩晕的预后到底是轻还是重,关键在于到底是得了哪种病。而关于导致头晕和眩晕的相关疾病,后面会慢慢讲解。

头晕和眩晕发病率较高,是临床常见症状,也是神经内科门诊患者就诊的主要原因之一。欧洲有研究称,大约30%的人曾出现过头晕,10%的人有过眩晕史(见下图),且随着年龄的增加而发生率增高。头晕、眩晕不仅危害健康,也严重影响生活质量,若不及时就医,还可能会导致严重的后果。

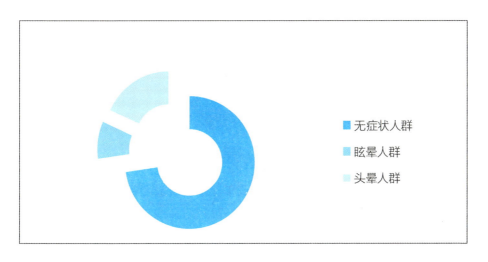

	常见疾病	特征表现
头晕	双侧前庭功能障碍,神经系统疾病(如多发性神经病、脊髓病、正压性脑积水、大脑小血管病、小脑疾病)	非特异性头晕
	直立性低血压、药物性原因、心理因素	非特异性头晕
眩晕	急性前庭疾病	旋转性眩晕
	良性阵发性位置性眩晕(BPPV)、偏头痛性眩晕、中枢性位置性眩晕	位置性眩晕

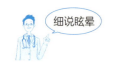

细说眩晕

3 引起眩晕的疾病分类及常见诱因

引起眩晕的疾病有很多，常分为以下几个类型。

分　类	疾病名称
急性前庭综合征（AVS）	后循环梗死，迷路卒中，前庭神经炎，迷路炎，多发性硬化
慢性前庭综合征（CVS）	双侧前庭病，前庭小脑共济失调，持续性姿势－知觉性头晕等
发作性前庭综合征（EVS）	良性阵发性位置性眩晕，中枢性发作性位置性眩晕，前庭偏头痛，梅尼埃病，前庭阵发症，家族性发作性共济失调，后循环短暂性脑缺血发作等

如果您在下面某种情况下出现眩晕，那么可能存在相应的疾病。

特定头位的改变：

这个最常见。患者在转头、低头或抬头的时候会突然觉得眩晕，持续时间不到1分钟，往往提示可能是良性阵发性位置性眩晕，也就是耳石症。前面提到的张女士就是这种情况。

月经或睡眠不良：

年轻女性最常见。有些女性往往在经期前后出现头晕，影响日常生活。若伴随着低血压，就要考虑是否与低血压有关。有些人睡眠习惯不好，喜欢熬夜，严重影响夜间睡眠，第二天就会出现头晕、头昏昏沉沉等现象。

在电梯或其他密闭空间中、拥挤的人群中、高空中：

患者会突然感到强烈不适，不仅仅有头晕，还可能伴有胸闷、喘不上气、心悸、出汗、胃部不适、颤抖、手足发麻、濒死感、要发疯感或失去控制感等，持续时间可达 15 分钟左右。如既往无心脏病等器质性病变，这可能是惊恐发作，又称为急性焦虑发作。

大声喊：

有一部分人不能大声说话，一喊就觉得眩晕。往往可能是外淋巴瘘或梅尼埃病等。

站立：

有些患者，躺着的时候什么事都没有，翻身转头都没问题，就是不能站起来，一站起来就眩晕。往往提示直立性低血压。

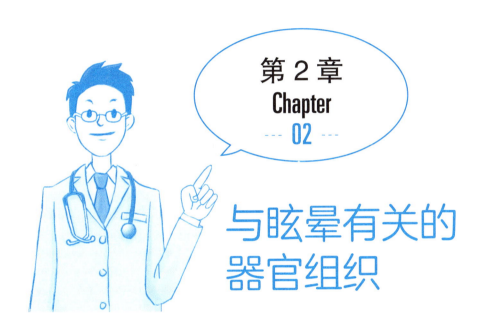

第 2 章
Chapter 02

与眩晕有关的器官组织

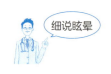
细说眩晕

临床工作中,经常会有眩晕患者对医生表示怀疑:"我是来看头晕的,你们一会儿让我看脑病科,一会又让我看骨科,最后又让我看耳鼻喉科,到底靠不靠谱啊?"

要解释这个问题,就要先从眩晕的根源入手。导致眩晕症状的疾病有很多,但都可以归结为人体维持平衡的功能发生了问题。保持身体平衡的系统非常复杂,其中任何一部分出问题,都可能会导致眩晕。

下面就从维持平衡说起吧。

1 人体如何维持平衡——平衡三联

"平衡三联"是跟平衡直接相关的三个相互关联的内容。不知道大家有没有想过这样一个既简单但又不容易回答的问题:人体是如何保持平衡状态的?当你坐在高速行驶的火车上时,当你坐的飞机起飞和降落时,当你完成"金鸡独立"这个动作时,当你在游乐园里玩"旋转木马""疯狂的老鼠"时,到底是什么在维持你的平衡而不至于晕倒呢?

这个"功臣"就是平衡三联:前庭系统、视觉和本体觉。平衡三联是一个团队,就像桃园三结义,三个兄弟一起合作维持我们机体的平衡。

大哥是前庭系统,后面会详细讲。二哥是视觉,也就是眼睛。眼睛不光是用来看东西的,还在机体的平衡系统中扮演非常重要的角色。如果眼睛出了问题,不仅看东西会出问题,可能还会影响到平衡功能。笔者就遇到过一个4岁多的小患者,总是无缘无故摔跤,从头到脚查了个遍,最后发现就是眼睛的问题。三弟是本体觉,又称深感觉,是指来自人体肌、腱、关节等的位置觉、运动觉和振动觉,它能使人即便闭上眼睛也能确定相应部位的位置、姿势和运动的方向,也就是知道自己是站着、躺着还是走在路上。

第 2 章 // 与眩晕有关的器官组织

人体是如何保持平衡的呢?

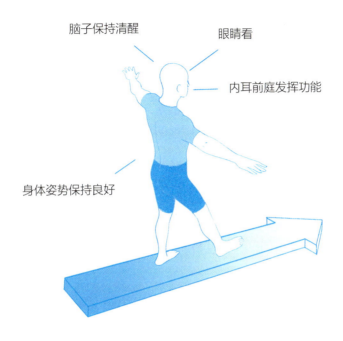

平衡三联

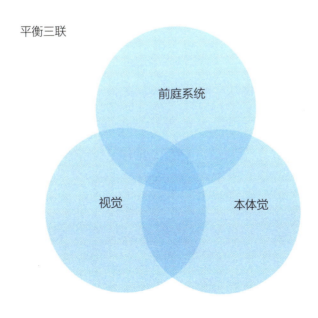

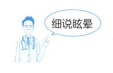

平衡三联的大哥——前庭系统

所谓前庭系统，不过就是个名称而已，如果用一句话来概括它的功能，就是维持平衡。需要指出的是，前庭系统只是我们人体平衡系统的一部分，而不是全部。前庭系统是一个极其复杂的系统，拥有强大的功能，让我们时刻清醒，时刻保持平衡，走路不会跑偏，不会无缘无故的摔倒。前庭系统由前庭外周感受器、前庭神经和前庭中枢组成。这三个名词比较专业，不过没关系，耐心听讲，它们瞬间就变得通俗易懂了。

什么是感受器？顾名思义，感受器就是感受外界刺激的器官。比如今天降温了，你一出门就打了个哆嗦，这是机体对感受到的外界气温的反应。仔细看这个过程，皮肤感受到外界气温，这时皮肤就是感受器。皮肤获得的感觉通过神经传递给大脑，神经是桥梁。大脑则是中枢，是人体的"司令

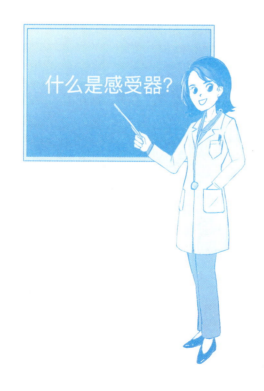

第2章 // 与眩晕有关的器官组织

部",负责下达各种指令;在收到神经传过来的信息后,经过分析又通过神经向皮肤传达指令,告诉皮肤收缩,减少体表散热,这就表现为打哆嗦。前庭外周感受器、前庭神经和前庭中枢的运作也是基本按照这个流程完成的,前庭外周感受器获得信息,前庭神经传导信息,前庭中枢处理信息并向相应的部位发出指令。

前庭系统是人体平衡系统中最重要和最核心的部分,所以被称为大哥。俗话说"一个好汉三个帮,一个篱笆三个桩",大哥也得有团队。前庭系统这个大哥团队以前庭中枢为核心领导,有三个最亲密的下属,也是最重要的耳目:半规管、椭圆囊和球囊,它们充当着前庭感受器的角色。这三个下属在耳朵,确切地说是在内耳里(耳朵可分为外耳、中耳和内耳,能够看到的是外耳的耳廓和外耳道,而内耳在深处,看不到)。外界一有风吹草动,它们能最先知道。核心领导坐镇中央,下属探听消息,它们之间通过前庭神经进行联络,这就是一个完整的情报体系——前庭系统。

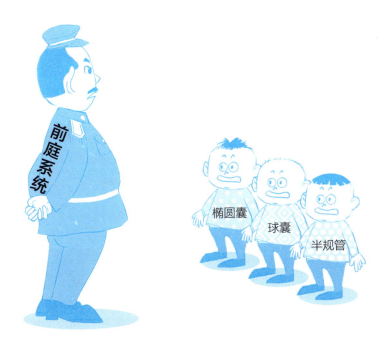

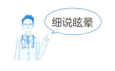

细说眩晕

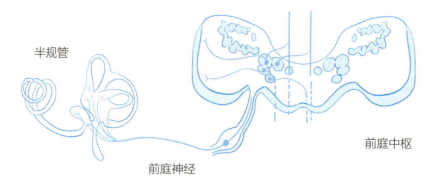

前庭神经传导通路

半规管

前庭神经

前庭中枢

那么三个下属是如何接收外界的刺激呢？领导有下属，下属也是有"小喽啰"的，这些"小喽啰"就是感觉细胞，它们生活在水的世界——内淋巴液里。水是要从高处流到低处的，当我们头部活动或者体位改变的时候，内淋巴液会流动；而内淋巴液一流动，就会让"小喽啰"有感觉，然后向上级——前庭感受器报告，这就是我们通常说的"神经冲动"。正常情况下，人体不会有任何不舒服的感觉，各个器官照常运转，机体平衡功能正常。而一旦其中某个部分出现问题，就会出现眩晕等症状。

平衡三联的二哥——本体觉

本体觉看上去似乎很抽象，其实很好理解，是指人体的肌肉、肌腱和关节等运动器官能清楚地感受到自身所处的状态，如运动和静止、平躺和站立以及位置、移动、重力等。人在闭眼时也能感知身体各部位的位置；站立时下肢能感受压力和本体感觉，运动系统通过下肢传来的信息产生相应的反应以保持姿势稳定。

平衡三联的三弟——视觉

平衡三兄弟中的老三——视觉，是指物体在眼底视网膜的成像所产生的感觉。通过视觉可以感知眼前一切事物的状态，无论物体是在运动还是静止的，都能够感知头部相对于环境物体位置的变化。视觉信号有很好的方向性。

人体通过视觉所采集的相关信息，和前庭、本体觉信息一起传到大脑中枢，经中枢整合加工后反射回来控制眼球肌肉，产生代偿性的眼球运动，使眼球随头部位置改变而微调，稳定视觉，以维持平衡。眼睛（视觉）通过观察周围物体及其移动感知身体的位置和移动方向。

平衡的实现

负责位置平衡的三个系统，它们之间又是怎样联系起来的呢？

平衡觉传导通路

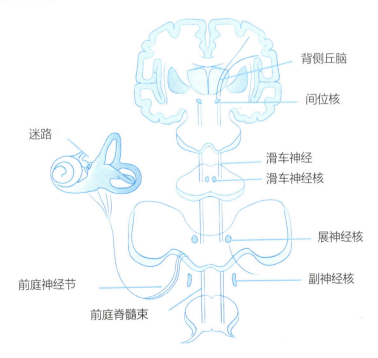

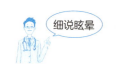
细说眩晕

人体负责平衡觉的神经中枢会收到来自前庭、视觉及本体觉三大系统的各种感觉信息,进一步加工整合之后再次传出指令到达相应的运动神经核,通过各种反射性运动,来维持身体平衡。平衡觉神经中枢主要包括脊髓、前庭核、内侧纵束、脑干网状结构、小脑及大脑皮质等。这个过程,就好比地方政府和上级政府的关系,地方政府搜集调查信息,总结和提出问题,反馈到上级政府;上级政府通过开会、商议后做出指令,地方政府再进一步执行指令。

平衡的维持涉及多个组织、器官、部位,概括来说,是通过耳、眼、手足、肌肉、关节以及大脑的协调来实现的。

2 眩晕的起因是平衡功能障碍

平衡系统出了问题,很多时候就会导致眩晕。眩晕还可能诱发平衡障碍的表现,出现走路不稳、闭眼无法直立等情况;而平衡障碍的表现又可以进一步使眩晕加重。

眩晕与平衡障碍的出现主要有以下三种情况:

第一种,眩晕的程度和平衡障碍程度都比较重。前庭周围末梢病变的可能性比较大。许多学者认为,病变越接近前庭周围末梢终器,眩晕的表现就越重。

第二种,眩晕轻而平衡障碍重。有的患者眩晕症状表现比较轻,但平衡障碍的表现比较重,走路蹒跚,摇晃不定,闭眼无法稳稳站立。这种情况中枢性眩晕的可能性大。

第三种,眩晕重而平衡功能正常。这类患者往往眩晕非常明显,但其他都比较正常。这种情况神经官能症或精神因素可能性较大。

眩晕与平衡障碍程度关系图

前庭周围眩晕	· 眩晕＝平衡障碍（一样重）
中枢眩晕	· 眩晕＜平衡障碍
精神因素眩晕	· 眩晕＞平衡障碍（平衡正常）

真情实意贴心话

※ 所有眩晕患者，无论是否与精神因素有关，首先都应该检查前庭功能以排除器质性病变。

※ 所有眩晕患者，无论器质性病变有多重，也不要忘记可能合并有精神心理方面的问题。

3 与眩晕息息相关的结构

前面提到，人体的平衡系统是通过耳、眼、手足、肌肉、关节以及大脑的协调来确保身体平衡的。那么这么多器官里，有哪些与眩晕最为相关呢？答案是内耳前庭周围感受器、眼和大脑。

主管眩晕的"迷路世界"——内耳

要了解内耳,首先得了解耳朵。

耳朵包括外耳、中耳和内耳三部分。

外耳:包括耳廓和外耳道、鼓膜三部分。耳廓和外耳道的作用是收集声波。鼓膜为椭圆形的薄膜,形如斗笠,尖顶向内,周围固定于骨上,将外耳与中耳分隔。耳廓和外耳道收集来的声波作用于鼓膜使其产生振动,进而将声波刺激传导到中耳。

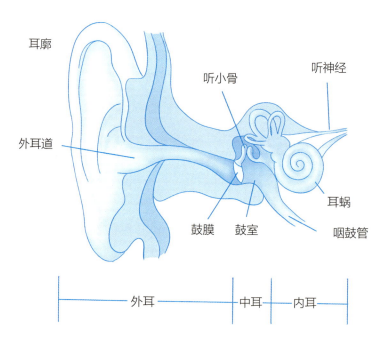

中耳:包括咽鼓管、鼓室等。耳朵和鼻子之间是有通道的,称为咽鼓管,连接中耳与鼻咽部,使中耳与外界空气压力取得平衡。鼓室内有听小骨、韧带等。听小骨有三块——锤骨、砧骨、镫骨,三者以关节相连,构成听小骨链,传递来自鼓膜的声波振动。当声波振动鼓膜时,三块听小骨连串运动,将声波的振动进一步传入内耳。

内耳:又称为迷路,由骨迷路和膜迷路构成,结构复杂有如迷宫。骨迷路由致密骨质围成，是位于颞骨内曲折而不规则的骨性隧道；膜迷路是套在骨迷路内的一个封闭的膜性囊。膜迷路内充满内淋巴液，骨迷路和膜迷路之间的腔隙内被外淋巴液填充，内、外淋巴液互不相通。骨迷路和膜迷路很像自行车的轮胎，有内胎和外胎，一层套一层。

骨迷路和膜迷路

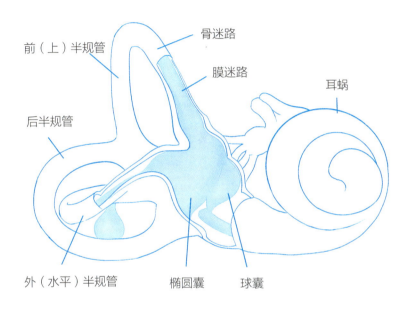

骨迷路包括前庭器（耳石器）骨性结构、骨半规管和耳蜗。这里说的前庭器不是前面说的前庭系统。前庭系统是一个大的系统，包括整个传导通路以及涉及的所有器官；而前庭器则是专门指内耳里的前庭器，是个骨性结构，里面容纳椭圆囊和球囊。前庭器之所以又叫作耳石器，是因为耳石就来自椭圆囊和球囊。

根据空间位置不同，骨半规管又可分为外半规管（也称为水平半规管）、前半规管（也称为上半规管）和后半规管。三个半规管各自形成的平面相互垂直，类似一个正方体的三个相互垂直的面。

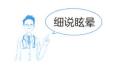

细说眩晕

膜半规管、椭圆囊和球囊就是前面说到的前庭系统的三个下属。

耳蜗长得像蜗牛壳,以蜗轴为中心,自底向顶盘绕两周半,从顶到底高5mm,底部直径最宽约9mm,蜗顶朝向外方,蜗底朝向内后方。

骨迷路结构表

骨迷路	前庭器	含椭圆囊(位置靠上)
		含球囊(位置靠下)
	骨半规管(相互垂直)	前半规管(也称上半规管)
		后半规管
		外半规管(也称水平半规管)
	耳蜗	形似蜗牛壳

膜迷路位于骨迷路内,包括椭圆囊、球囊、膜半规管、耳蜗的膜质管腔及里面所包含的感觉器官,如位觉斑、壶腹嵴、内淋巴囊等。

主管眩晕的"司令部"——大脑

大脑就像是"司令部",发挥着领导作用,对周围神经及器官进行中枢调节。而周围神经的传导犹如接力赛,一级接一级。与眩晕有关的部分主要包括大脑、小脑、脑干,特别是小脑和脑干。这些中枢把来自眼、耳、手足等的信息进行整合、处理,然后向全身与平衡有关的器官、部位发出动作指令,保持身体平衡。在这整

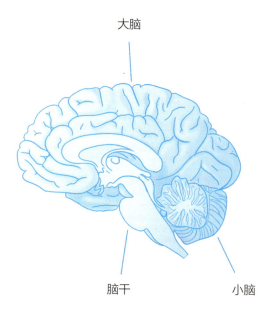

个过程中,任何一个环节出现异常都会破坏平衡系统,引起眩晕等症状。

主管眩晕的"窗户"——眼睛

眼睛的功能不只是看见东西。作为平衡三联之一,视觉系统的正常运转,最重要的前提就是眼睛的视觉功能正常,通过观察周围物体及其动态变化,感知身体的位置和移动方向。

很多眩晕患者会奇怪:"为什么眩晕的时候,医生要查我的眼睛,看我眼球的运动呢?"这是因为眩晕和眼球的运动息息相关。大脑配合身体的运动控制眼球,人体才能保持平衡。一旦维持平衡感觉的系统出现异常,大脑就无法正常控制眼球,甚至会下达错误的运动指示。这时眼球就会像钟摆一样有规律地摆动,摆动速度有快有慢,这就是眼震。眼震是一种不自主的、有节律性的、往返摆动的眼球运动,是由与控制眼球位置有关的因素,如视觉、迷路及中枢等所致的眼位异常,也是为适应身体内外环境改变而出现的代偿性动作。

检查眼睛,可以了解是否存在眼震,并通过摆动的方向、时间来判断病变的部位。很多眩晕患者在急性期可以出现多种类型的眼震,而有的患者则没有;也有些患者出现了眼震,但却没有眩晕或头晕的症状,只表现为平衡失调。

4 半规管的作用

前面已经了解了半规管的解剖结构,那么它到底有什么作用呢?

正常情况下,当人体失去平衡,半规管便产生平衡脉冲,通过大脑的平衡中枢激发相应的反射动作,使人体重新恢复平衡。比如坐公交车,当车急

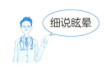

细说眩晕

转弯时人们会下意识地用手抓住周围固定的物体来维持平衡。

那么为什么半规管是三个,又互相垂直,而不是两个或四个呢?这是因为人生活在三维空间里,所有运动都可以通过前后、左右和上下三种基本方向来描述,因此必须有三个互相垂直的半规管平面才能全面监控。少于三个不够用,多于三个不需要,所有的结构都有它的道理,人体真的很奇妙。

半规管是有弧度的,组合起来后,就能感受任何方向的角加速度刺激。角加速度刺激就是带有角度的方向刺激,不单纯是直线方向。例如坐在车里的时候,面向车头方向头部保持不动。车在前进的时候如果突然转弯,这时水平半规管就能感受到带有角度的刺激,发出信号,进而引出后续一系列身体反应,维持平衡,不会导致头晕。但如果转弯过多、过急,身体来不及调整反应,还是会出现眩晕的感觉。

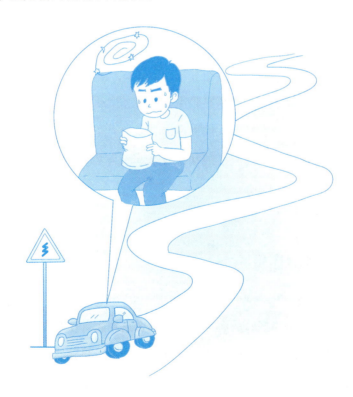

那么,半规管是如何感受到角加速度的呢?秘密就在于半规管的壶腹。说到壶腹,是不是想起茶壶的肚子?对了,确实有点类似。每个半规管都有一端是膨大的,形似茶壶的肚子。而这个壶腹里,有非常特殊的感受器,叫壶腹嵴。壶腹嵴由毛细胞和支持细胞组成。毛细胞有动纤毛和静纤毛,内淋巴的流动导致动、静纤毛的摆动,会产生电传导,从而引起神经冲动。

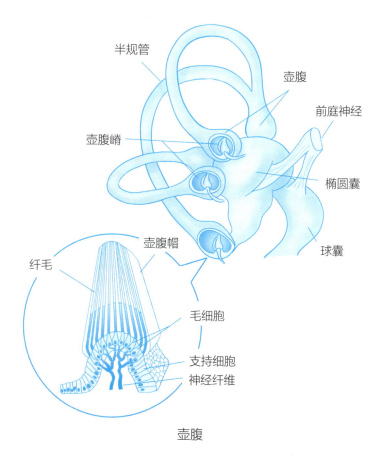

壶腹

当人体旋转产生角加速度时,内淋巴液产生运动。但由于惯性作用,壶腹嵴并没有立刻就同步运动,而是与内淋巴液发生相对运动;正是这种相对运动,使感觉细胞上的纤毛发生弯曲,引发了细胞电位的变化。而这种电位变化就是神经冲动,它通过与细胞相连的传入神经纤维传向脑部神经中枢,

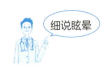

最终引起人体可感知的运动。同类半规管左右各一，双侧半规管同时反应，一侧产生兴奋性冲动，另一侧产生抑制性冲动，传到中枢后才能产生协调作用，使人体双侧肌肉收缩或舒张，维持平衡。

5 耳石的蜗居房——"耳石器"有何用

有的眩晕患者会被告知患了"耳石症"。那么耳石是什么？石头在哪里？这里先要从耳石器开始讲起。

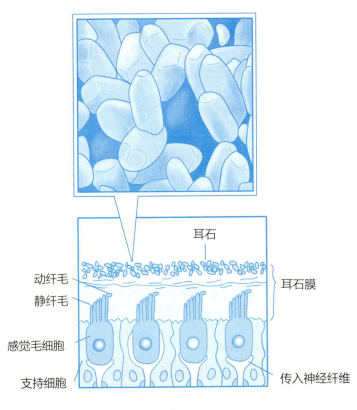

耳石膜和耳石

耳石器，就是装耳石的器官，包括内耳里的椭圆囊和球囊。椭圆囊和球囊里分别有椭圆囊斑（呈椭圆形）和球囊斑（呈镰刀形）这两种位觉斑。两种囊斑相互垂直，上面都有感觉毛细胞，毛细胞的纤毛上有一层胶状物质（耳石膜），上面黏附了无数的耳石。耳石是内耳里的碳酸钙结晶，正常情况下是黏附在耳石膜上的。当耳石脱落进入半规管后刺激半规管的感受器而引起眩晕就是耳石症。

前面提到，三个半规管可以感受角加速度刺激，也就是与方向改变有关的刺激；而椭圆囊斑和球囊斑则是感受直线加速度的刺激，包括重力方向和水平方向的加速度。

失重对前庭的影响

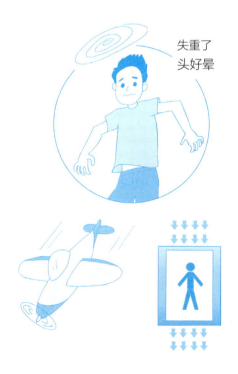

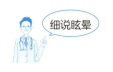

除了上面说的那些，日常生活中还有一种情况会让人有失去平衡的感觉，这就是失重。有的人坐飞机甚至坐电梯的时候会感到失重带来的眩晕感。这是为什么呢？

当飞机或者电梯迅速下降的时候，人体处于失重状态，这会使前庭产生一系列生理变化。失重状态下，人体下半身的血液和体液向上半身转移，头、胸部血量增加，会感到血冲向头部，感觉头胀、眼胀、鼻塞等，面部轻度水肿，皱纹消失，眼睑变厚。当脑静脉回流受阻，导致前庭终器微循环及水盐代谢障碍时，就会出现眩晕和翻转幻觉。

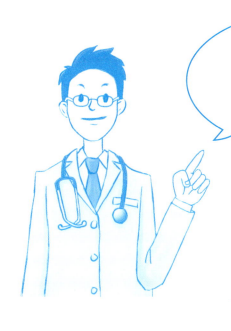

第 3 章
Chapter
--- 03 ---

引起眩晕的常见疾病和治疗

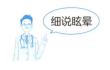

细说眩晕

1 眩晕发作与位置变换有关

位置性眩晕通常是指相对于重力方向的头位变化所引发的眩晕，就是指首先有重力的变化，其次有头位的变化，这两点都符合而诱发的眩晕，主要是前庭系统本身病变或由其他原因继发损害后所导致的症状。

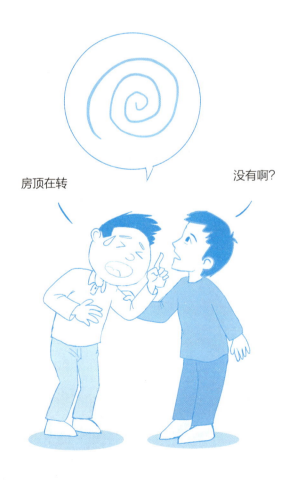

位置性眩晕有两个要素。

眩晕感：指自身或环境的旋转、摆动感，是一种运动幻觉。

位置变化：例如躺下、起床时，向上看并伸手拿东西时，向下弯腰碰到脚上的鞋时，躺在床上向左或向右翻身时等。

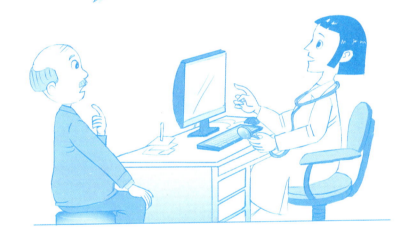

我的头晕是一阵一阵的，向左翻身就晕，向右就不晕！

常见疾病

前庭外周病变：良性阵发性位置性眩晕等。

前庭神经传导通路病变：前庭阵发症、直立性眩晕或头晕等。

前庭中枢病变：前庭性偏头痛、中枢性位置性眩晕等。

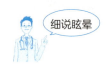

细说眩晕

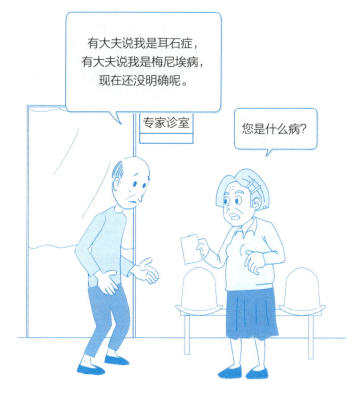

（1）耳石症

什么是耳石症

耳石症，又叫良性阵发性位置性眩晕（BPPV），是指头部迅速运动至某一特定头位时出现的短暂阵发性发作的眩晕和眼震。这种眩晕发作时间特别短，一般数秒至1分钟，少数持续数分钟；有时可自行缓解，病程时间长短不一。

年纪大、女性容易患病

在所有的眩晕疾病中，耳石症的发病率最高，约25%的头晕或眩晕患者由此引起，且随年龄的增长而增多，女性患病率大约是男性的两倍。调查发现，80岁以上的老年人耳石症发病率可高达10%。

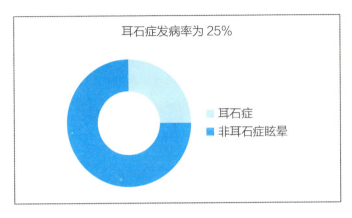

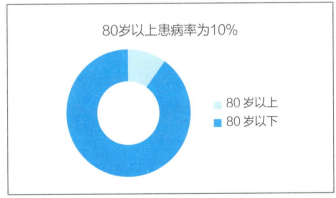

石头是从哪儿来的

前面已经初步介绍了，一侧前庭里有三个半规管，分别是前半规管（上半规管）、水平半规管（外半规管）和后半规管，半规管里充满着淋巴液。它们互成直角，代表空间的三个面，通过感受不同空间方位的旋转加速运动而维持平衡，感受器就是壶腹嵴。另外，椭圆囊和球囊通过感受直线加速运

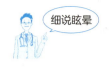

动而维持平衡。

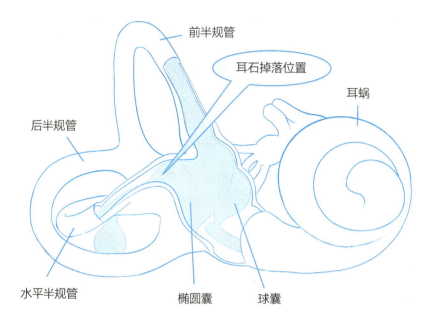

在球囊、椭圆囊内有很多感受重心变化的碳酸钙盐结晶,形状像石头,那就是耳石。正常情况下,耳石附着于耳石膜上,人体完全感受不到它的存在。

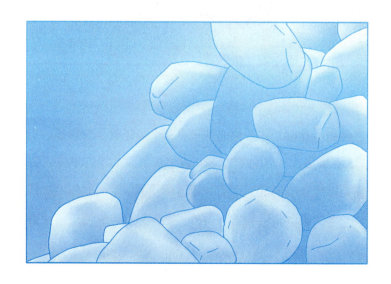

第3章 // 引起眩晕的常见疾病和治疗

耳石脱落为何会引起眩晕

出现致病因素，如创伤、迷路疾病、年龄老化等情况时，可导致耳石从椭圆囊、球囊的耳石膜上脱落，进入半规管的内淋巴液里。这时，当头位变换，耳石就会来回运动，刺激半规管里的感受器，影响前庭的平衡，出现眩晕发作。

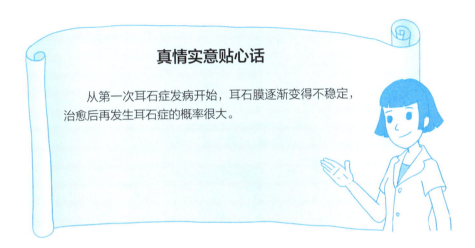

真情实意贴心话

从第一次耳石症发病开始，耳石膜逐渐变得不稳定，治愈后再发生耳石症的概率很大。

耳石症的自我判断

出现短暂阵发性眩晕时，可以初步自我判断是否可能患了耳石症。很重要的一点是眩晕与体位变化是否明显相关，比如静止、平躺时不晕，而坐起、翻身、仰头或低头时就会出现眩晕。特定位置时诱发眩晕，非诱发位置时不出现眩晕，这叫位置性眩晕。

耳石症的眩晕症状来得快去得也快，特定体位改变后大约数秒之内就会发生，发作时间特别短，持续数秒至1分钟即可缓解，少数持续数分钟。除了恶心、呕吐等伴随症状，无晕厥、言语不利、肢体活动受限等其他症状。

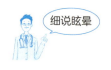

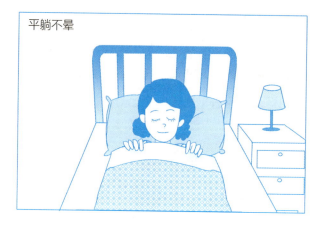

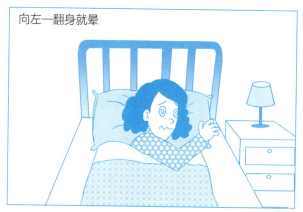

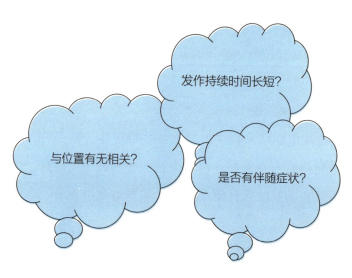

相关检查

眼震电图或者眼震视图是判断是否存在耳石症的重要检查,耳石症的患者一般眼震幅度明显。另外,还可以通过变位诱发试验观察眼震方向来判断耳石的位置。如 Dix-Hallpike 试验,用于检查后半规管和前半规管的耳石症;Roll-test 滚转试验,用于检查水平半规管的耳石症。

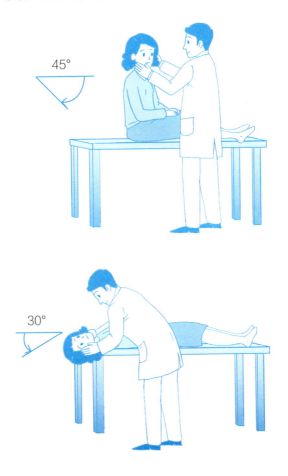

耳石症检查:变位诱发试验

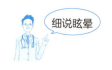

细说眩晕

真情实意贴心话

眼震电图属于无创检查,患者应尽量配合做这种检查。老年人、严重颈椎疾病患者等,实在配合不了则不要勉强。

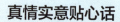

最重要的治疗手段——手法复位

耳石症的发病机制是由于耳石脱落后进入半规管的内淋巴液,头位变换,耳石来回移动,刺激半规管毛细胞,导致机体发生症状明显的眩晕。明确诊断后,医生会用双手帮助脱落的耳石回到本应存在的位置,症状就会消失。这就是耳石症的手法复位。

操作时,患者躺在检查床上,按照医生的指导并在医生帮助下完成一系列翻身、转头的动作,使耳石回到原位,耳石症就算暂时治好了。具体的手法复位方法专业性很强,需要医生操作,就不仔细说了。

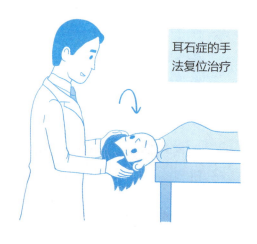

耳石症的手法复位治疗

手法复位护理注意事项

手法复位时的护理

手法复位已被证实是有效的治疗手段,但在复位过程中患者眩晕症状被诱发,恶心、呕吐、视物旋转等症状加重,可能产生紧张、恐惧等情绪,使复位操作难以完成,影响复位的成功率。在明白了耳石症的前因后果、治疗方法后,相信患者应该可以解除思想负担,放心地配合。复位前,医生也会交代好相关注意事项,针对紧张患者进行心理疏导;对于高龄患者以及严重颈椎病、严重心脑血管病患者,应该视病情情况,必要时取消复位治疗。

手法复位后的护理

耳石症患者手法复位后需注意以下几个方面:

1. 手法复位治疗后,48小时内不要平卧,建议半卧位,头部抬高45°。

2. 48小时之后避免患侧卧位3天。

3. 起床下地适当活动,促进耳石吸收代谢。

4. 多饮水,多晒太阳。

手法复位后应注意保持健侧卧位休息

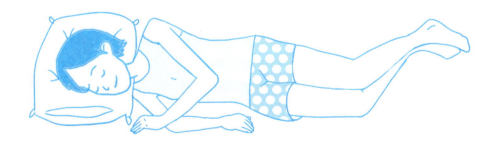

手法复位后仍经常存在头晕不适、耳石症复发的患者,可寻求医生的帮助,明确是否需要进行前庭功能训练或习服治疗。

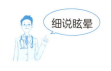

耳石症复发率很高,老年人更是如此。患者需要做的就是放松心情,出现问题及时就诊。

真情实意贴心话

※ 耳石症发作,手法复位是最好的治疗方法。
※ 耳石症复发率较高,耳石第一次脱落后,还可能会有第二次、第三次……
※ 加强锻炼可减少耳石症的复发率,也可以尝试服用中药治疗改变人体体质。

(2)前庭性偏头痛

既有眩晕又有头痛

这种疾病症状变化多样,有的患者表现为眩晕,有的患者表现为眩晕伴头痛,还有的患者表现为眩晕伴极轻度听力下降,发作5次以上,每次持续5分钟到72小时不等。患者既往有偏头痛病史,就要考虑前庭性偏头痛了。

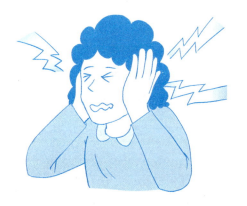

又来了!

前庭症状

前庭症状,包括各种类型的眩晕,比如天旋地转、漂浮感、昏沉感、头重脚轻感、特定位置的眩晕以及转头翻身过程中出现眩晕等,伴有恶心等症状。前庭症状发作持续时间在5分钟至72小时内要考虑可能是前庭性偏头痛。

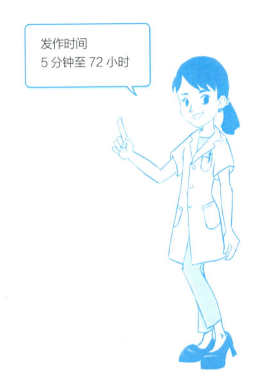

偏头痛的特点

头痛:单侧或双侧。不要被偏头痛的名字误导,它可以表现为双侧头痛。疼痛感觉类似血管搏动性跳痛,疼痛程度为中、重度(干扰日常活动但勉强可以坚持为中度疼痛;难以进行日常活动,只能卧床休息为重度疼痛)。

怕声、怕光:对声音、光线比较敏感。症状发作时,觉得平时可以耐受的音量和光线格外刺耳、刺眼,不能耐受,感到不适。

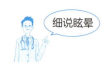

视觉先兆：在头痛发作前多有视物模糊，眼前有暗点、闪光、亮点、亮线或视物变形等。

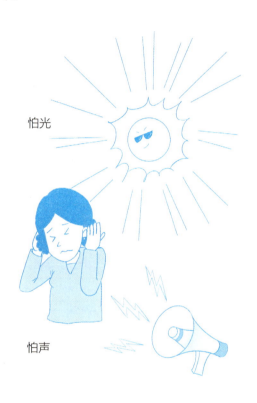

怕光

怕声

相关检查

严格来说，这类疾病属于中枢性疾病，但它属于一种良性眩晕，诊断前应排除相关器质性病变。如果条件允许，应该完善头颅影像学检查，排除其他脑部病因。前庭性偏头痛的患者血液检查结果大多正常，发病时和短暂发作后做相关前庭功能检查可出现轻微异常。

当然，这并不是说抽血和前庭功能筛查都没有用处。根据患者的情况，医生也会为了排除其他疾病开出相关的检查，寻找诊断依据。

第3章 // 引起眩晕的常见疾病和治疗

治疗方法

前庭性偏头痛的治疗药物主要为抗偏头痛药物。发作频繁时需要采取预防性治疗措施，需要专科医生根据个体情况制订预防方案。

真情实意贴心话

※ 头又晕又痛可不一定就是前庭性偏头痛，也可能是其他更严重的中枢性疾病，千万别大意。
※ 服用止痛药物无效，可以考虑尝试针灸治疗。
※ 预防性治疗并非避免疾病发生，而是减少发作频率，减轻发作时的症状。

前庭康复治疗

前庭性偏头痛目前还缺乏特效治疗药物，临床上多使用针对眩晕、头痛的对症治疗。大部分明显症状在用药后有所缓解，但部分患者遗留的眩晕症状无法根治。这时候可以考虑前庭康复治疗，就是针对前庭系统进行的康复训练。

前庭康复治疗是由专业人士制订的一系列反复进行的头部、颈部及躯体的运动训练计划，主要针对前庭功能有问题的患者，旨在增强凝视的稳定性，提高姿势的稳定度，改善眩晕症状，改善日常活动。

前庭康复治疗可以调动中枢神经系统的代偿功能，提高患者对平衡的协调控制能力，让患者已经受损的前庭慢慢适应这种不平衡感和眩晕感。和跑步锻炼是一个道理，许久没有运动的人刚开始跑步时会有肌肉酸痛的过程，慢慢坚持一段时间后，酸痛感缓解，再跑的时候就没有不舒服了。

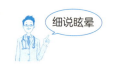 细说眩晕

前庭康复治疗可增强患者的平衡功能并提高患者对眩晕的耐受能力，有效性和可靠性正在被越来越多的临床研究所证实，已逐渐成为除药物、手术以外的又一重要治疗手段。

前庭康复治疗

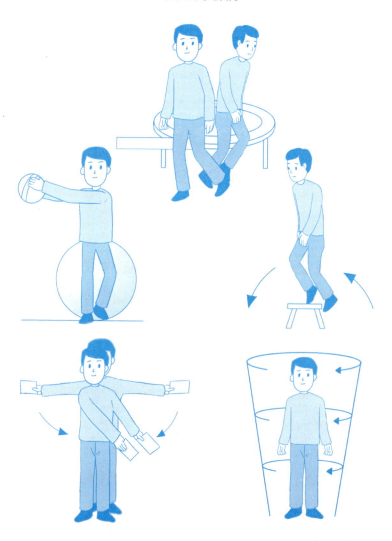

（3）中枢性位置性眩晕

眩晕是由前庭器官功能障碍引起的，按照发病部位的不同大致可分为周围性眩晕和中枢性眩晕两大类。这里说的"周围"，就是前庭末梢器官，比如前庭神经、半规管、椭圆囊、球囊等；而"中枢"是指小脑、脑干中的前庭中枢。中枢性眩晕约占眩晕患者总数的 10.1%～11%，部分患者体位变换后可能诱发眩晕。这种与体位有关的眩晕发作起来很像耳石症，但却是小脑、脑干的前庭中枢出了问题。中枢性眩晕病情凶险，要早发现、早诊断，如果治疗不及时，可能会产生严重后果，甚至对生命造成威胁。

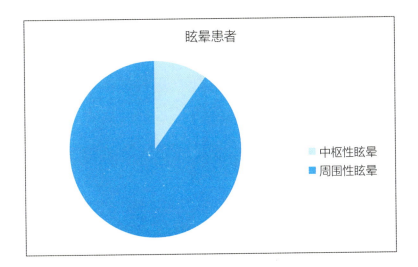

常见相关疾病

中枢性位置性眩晕（CPPV）常见的病变部位有第四脑室背外侧部、小脑背侧蚓部、小脑小结叶和舌叶等。常见的病因是肿瘤压迫和脑血管病。脑干的听神经瘤或小脑脑桥角肿瘤均可表现为发作性位置性眩晕，发作时的症状很像良性位置性眩晕（BPPV）。

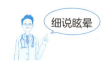

中枢性位置性眩晕的特点

这类患者的眩晕是由中枢性疾病引起的，与位置变化有关系。

部分患者变位诱发试验（在耳石症部分介绍过）可诱发眼震。与耳石症的眼震特点相同，本病眼震粗大（眼震动作幅度明显），可以为单一的垂直和（或）水平、旋转型眼震，可以长期存在而强度不变。

自主神经症状较轻，很少有低血压、恶心、腹泻、腹胀、便秘等症状，也很少出现泪液、唾液及汗液分泌减少和排尿困难、尿潴留等症状。前庭功能及听力筛查大多正常。可伴脑功能损害，如脑神经损害、眼外肌麻痹、面舌瘫、球麻痹、肢体瘫痪、颅内压高等严重症状。使用耳石症的手法复位治疗大多无效。

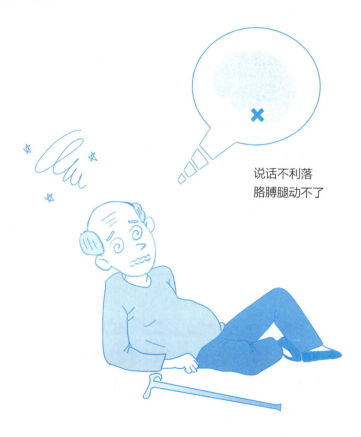

同样都是在特定位置出现眩晕症状,同样都有眼震,一个是良性病变,一个很有可能是脑血管病、肿瘤等凶险疾患,如何鉴别这二者呢?简单归纳为以下几个方面:

眼震特征及症状	BPPV	CPPV
潜伏期	1~15s	0~5s
持续时间	5~60s,大多<2min	5~60s(>90s可能有中枢问题)
眼震可重复性	反复检查则消失	大部分反复检查仍存在
眩晕	典型,多在眼震消失后停止	典型,不一定与眼震消失同步停止
恶心呕吐	单次检查少见,多次重复可出现	单次检查出现频率高

及时诊治

中枢性位置性眩晕病情相对较重,症状多样,有时候表现并不典型。因此,更要注意及时到医院就诊,医生会结合病史进行判断,完善脑血管及前庭等相关检查,明确病情并采取相应的治疗措施。

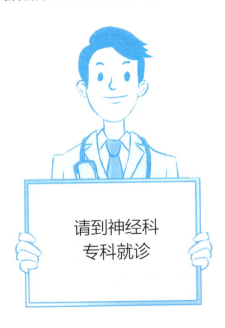

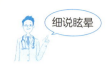

真情实意贴心话

※ 此病发病率不高,但有脑血管病危险因素的中老年人一旦出现眩晕、头痛要及时去神经内科就诊,排除中枢性眩晕。

(4)颈源性眩晕

科技的发展带来巨大便利的同时,也带来了健康问题。总低着头看手机,保持一个姿势对着电脑,过度使用、依赖电子产品为人类的疾病谱增添了新的类型——手机综合征、电脑综合征。

相信广大患者朋友对颈源性眩晕这个词并不陌生,不明原因的眩晕经常被扣上这个"大帽子"。颈椎病以前并不那么常见,近年来随着智能手机、电脑的广泛应用才发病率激增。下面就聊聊什么是颈源性眩晕。

颈源性眩晕

髓核突出

压迫椎动脉

引起头晕

第3章 // 引起眩晕的常见疾病和治疗

顾名思义，起源于颈椎的、以眩晕为主诉的症候群统称为颈源性眩晕，它通常与颈椎病变有关，但不一定都是由颈椎病所致的。最常见的情况是颈椎本身发生退行性病变，刺激、压迫邻近组织而发病，或因颈椎不稳而导致颈椎性眩晕。但目前国际上尚无明确的颈源性眩晕的诊断标准，在这里仅做简单的介绍。

颈椎的正常解剖及退变

人体的颈椎共有 7 块，是连接头颅和胸椎的关键部位。颈椎承受着头颅重量，既要承担头颅前伸、后仰及左右转动等复杂运动，还要保证使头颅相对固定在胸椎上方。颈椎很容易受到各种外力的急慢性损伤。根据临近组织和结构受影响情况，临床上可将颈椎病分为脊髓型、神经根型、椎动脉型和交感型四种类型。椎动脉型和交感型颈椎病都有可能出现眩晕的症状。

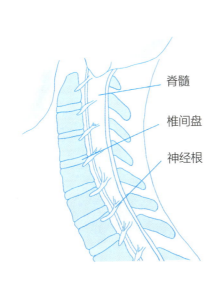

颈椎的正常解剖结构

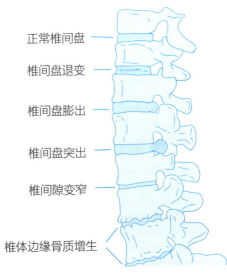

颈椎退变的过程（示意图）

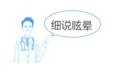

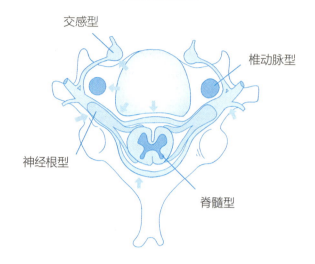

颈椎病的分型

常见病因

颈椎退行性病变。

颈部肌肉、韧带劳损。日常的慢性劳损如睡眠姿势不良、长期伏案低头工作、头颈部过度前屈、后仰、侧弯等，颈部炎症引发颈肌肿胀或发生痉挛。

发育性颈椎狭窄，影响椎动脉供血而出现眩晕。

椎体序列不稳，头部快速活动时可出现眩晕。

临床表现

位置性眩晕，头部转动引起眩晕发作。不同患者表现不一，有的是旋转感，有的是摇晃感，还有的是不稳感，患者常会说"忽悠一下"。

顶枕部疼痛，放射至颞部，为胀痛或跳痛，严重时伴有恶心、呕吐等自主神经症状，易误诊为偏头痛。

第3章 // 引起眩晕的常见疾病和治疗

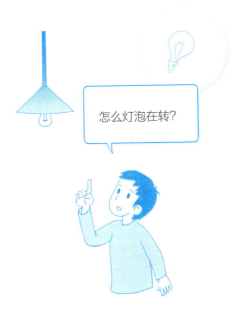

部分患者合并面部刺痛、耳周痛、口周和舌部麻木,偶有手指感觉异常、上下肢无力等。

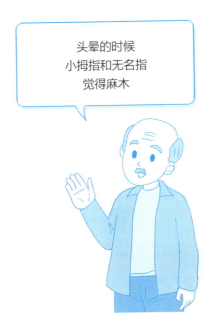

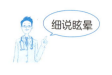

行走或站立时头部过度后仰、猛烈转动后突然跌倒。

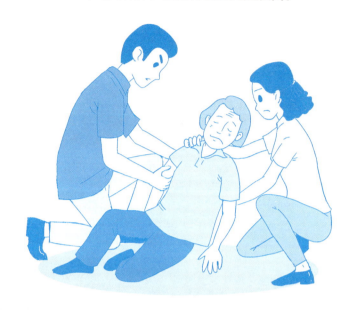

相关检查

X 线检查是诊断颈椎损伤的重要手段,价格便宜,简便易行。

颈椎计算机断层成像(CT)、磁共振成像(MRI)检查可清晰显示颈椎的骨性和软组织结构,CT 用时较短,而 MRI 相对更为清晰。

椎动脉血流检查也属于简便易行的无创检查,是利用超声多普勒技术测定血管内血流方向、速度及血流性质。颈椎病引起椎动脉供血不足时,血流动力学异常发生率很高,主要表现为一侧血管内径变细、血流速度减慢、血流量减少等,与对侧血管呈现明显差别,可为颈椎病的诊断、治疗提供依据。

颈源性眩晕与其他类型眩晕的区别

颈源性眩晕与位置变化有一定相关性,常伴后枕部疼痛,可引起突然倒

第 3 章 // 引起眩晕的常见疾病和治疗

地,伴自主神经症状,如低血压、恶心、腹泻、腹胀、便秘、泪液、唾液及汗液分泌减少等。

颈部扭转到一定位置时诱发眩晕、眼震,甚至一侧颈、背、肩、臂疼痛或者头痛,即转颈诱发试验阳性。

X 线检查提示椎体不稳、椎间孔狭窄、椎间隙变窄、骨刺形成等。血管超声检查提示患侧椎动脉血流异常,血流量减少、血流缓慢等。

但需要提醒大家的是,单凭影像学检查结果并不能确定诊断为颈椎病,颈椎退行性变也并不一定引起颈源性眩晕。

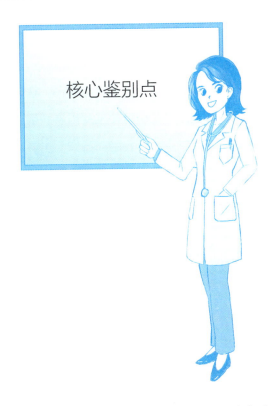

核心鉴别点

颈椎不适或有颈椎病的患者很多,但并非这些人都有眩晕症状,颈源性眩晕诊断的核心要素是转颈诱发试验阳性,合并有自主神经的相关症状等。如果您有相关症状不能鉴别,请及时到专科就诊避免延误病情。

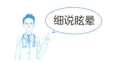
细说眩晕

真情实意贴心话

长期面对电脑、手机的"低头族"们几乎都有颈椎不适，但颈椎病的患者同时伴有眩晕不等于就是颈源性眩晕，这二者没有必然联系。应及时到专科就诊，避免误治。

治疗与预防

颈源性眩晕多与颈椎慢性退行性病和椎体失稳有关，往往伴有局部创伤性反应和血管因素，通过局部制动等措施可使某些因素缓解进而症状消失；但骨质增生形成后就很难去除了，症状会长时间持续。患者最好到医院进行规范治疗。

推拿按摩可以改善症状，但万万不可超越颈椎的生理极限；操作手法也需要经过严格培训，用力过强或不当扭转甚至可能会造成颈动脉夹层、截瘫等严重不良后果。一定要去正规医院相关科室就诊。

颈源性眩晕防重于治。要注意保持头颈部姿势正确，脊椎要正直，保证颈椎外肌肉的平衡，不要长时间偏头、端肩。看书或者操作电脑时要正面注视，超过1小时后应进行颈肩部肌肉的放松活动。

注意保暖，避免头颈部负重和颈部的剧烈活动。乘车或运动时注意保护颈部，避免急转弯或急刹车时突然转颈。

第3章 // 引起眩晕的常见疾病和治疗

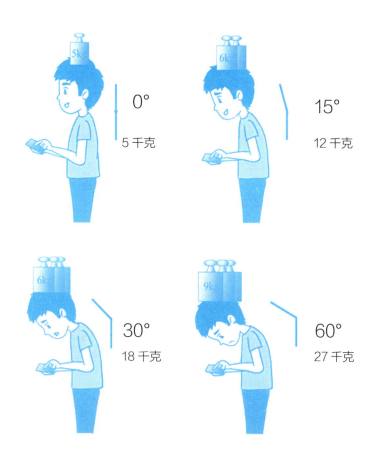

真情实意贴心话

预防颈椎病，一定要从年轻时做起，避免养成坏习惯。不要等老了后颈椎零件损坏，修也修不好。

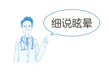

（5）前庭阵发症

作为"眩晕家族"的成员，前庭阵发症也表现为反复发作的短暂性眩晕，常伴步态不稳、耳鸣和其他前庭蜗神经功能受损的表现。调查显示，前庭阵发症患者约占头晕和眩晕门诊患者总量的3.9%，很容易被误诊为耳石症、梅尼埃病、前庭性偏头痛等其他以发作性眩晕为主要表现的疾病。

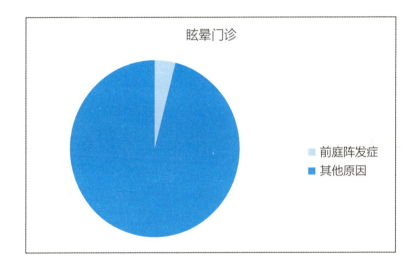

前庭阵发症的病因

第8对脑神经，也就是前庭蜗神经，从脑干出来后进入内耳道。目前多数专家认为前庭阵发症的主要病因是内耳道血管迂曲与前庭蜗神经之间存在神经血管的交互压迫，从而产生眩晕。

症状特点

位置性

常于头位转动、体位转动、驾车、身体抖动、深呼吸、压力感、体力活动、乘电梯、看电视及专注做某些事情时发作,也有部分患者休息时自发发作。

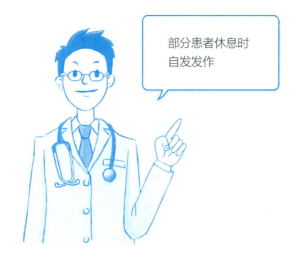

短暂性、旋转性

以眩晕为最主要的表现,有视物旋转、自身旋转或自身摇晃感,常持续数秒钟至数分钟,时间短暂,每天可发作数次,或每月发作数次。

伴随症状

最常见的伴随症状是姿势或步态不稳,恶心或呕吐,单侧耳鸣,单侧耳胀或耳周麻木感,轻微头痛或头胀,头部针刺感,单侧听觉减退等。约 3/5 患者发作时仅表现为眩晕或眩晕伴不稳。

体格检查

本病症状持续时间短暂,多为数秒钟,发病时基本无法进行及时的体格检查。而就诊时患者大多没有发病,故神经系统检查多数正常,仅部分患者可有单耳听觉减退。部分患者过度换气时(频繁大口喘气)可诱发眼震,可被眼震电图检测到。做这个检查时可能会出现眩晕等不适,需要在有保护的情况下进行,避免跌伤。

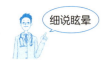

细说眩晕

治疗方法

药物治疗：卡马西平可有效缓解症状，但副作用较大，需在医生指导下用药。

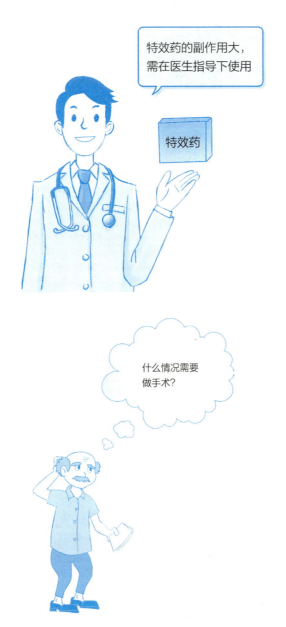

手术治疗：前文已经讲过，本病病因与内耳道神经血管交互压迫有关，服药无效的顽固性前庭阵发症或不能耐受卡马西平等药物不良反应的患者还可以采取手术治疗（前庭血管减压术）。文献报道，术后眩晕的缓解率超过 75%，耳鸣的缓解率超过 27.8%；最常见的并发症为术后听力下降，约 6.2%，其他并发症还有暂时性面瘫、小脑共济失调、脑脊液漏和伤口感染等。前庭血管减压术目前还存在争议，说法不一，不到万不得已不作为首选治疗方案。

（6）外淋巴瘘

外淋巴瘘是各种原因引起的外淋巴和中耳腔之间的骨质破损或膜性组织和（或）韧带破裂，使外淋巴液溢出到中耳腔。

内耳膜迷路里是内淋巴液，而膜迷路与骨迷路之间是外淋巴液，二者是各有各道、互不相通的。各种原因引起的外淋巴液溢出到中耳腔就产生了外淋巴瘘。

发病原因

瘘管（也就是破损的地方）可能是先天性的，也可能是外伤、用力动作、外科手术或疾病腐蚀骨迷路所引起的。先天性、自发性瘘非常少见，破损多数因用力动作或较小的创伤而导致，这类患者发病前即可能存在局部骨迷路变薄等情况，只是还没达到引发不适的程度。通过了解病史，医生会查明病因。

症状特点

外淋巴瘘的典型特点是在用力、气压变化或头部创伤后立即发生眩晕和

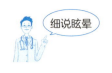

听力下降。

由创伤或用力所致的外淋巴瘘患者,患耳常先听到"噗"的一种爆裂声,随之出现眩晕和听力下降或听力丧失,也可能出现耳鸣和耳胀。眩晕反复发作,时间不等,一次发作可持续数秒至数天,或呈波动性慢性发作。外淋巴瘘对咳嗽、打喷嚏或用手指掏耳朵等导致的压力改变很敏感。一些患者在体位改变时症状加重,也可在头位改变(例如弯腰)和经历高度变化(爬山或飞行)时发生。

咳嗽后出现
听力下降及头晕

不要自己掏耳朵

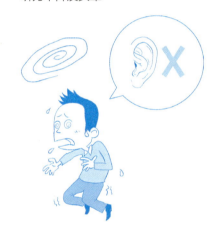
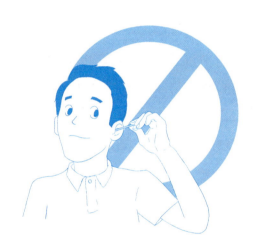

检查诊断

中耳手术探查是目前确诊外淋巴瘘的唯一方法,术中发现有明确的外淋巴液溢出就可确诊。由于耳内镜具有角度广、光线明亮、操作简便等优点,也被用于诊断外淋巴瘘。

手术探查可以诊断大部分病例,但对于外淋巴液溢出量小、瘘口部位不明确的病例有时也不易确诊。

除了手术探查,还有一些辅助检查也可帮助诊断。如瘘管试验,用手指或鼓气耳镜改变外耳道内的压力可诱发眼震,即迷路瘘管试验阳性。耳道检查可排除胆脂瘤或其他局部病变。眼震电图和听力图可检查是否存在眼震及听力下降甚至丧失。内耳道 CT 可以用来观察是否存在先天性、外伤性及手术原因导致的外淋巴瘘。

治疗方法

由用力引发的急性外淋巴瘘,保守治疗通常是有效的。患者高枕卧床 1 周左右,随后的 6 周内避免任何用力动作。

对保守治疗效果不佳者,或胆脂瘤、急性气压伤、贯通伤等患者,可以通过外科修补术治疗。

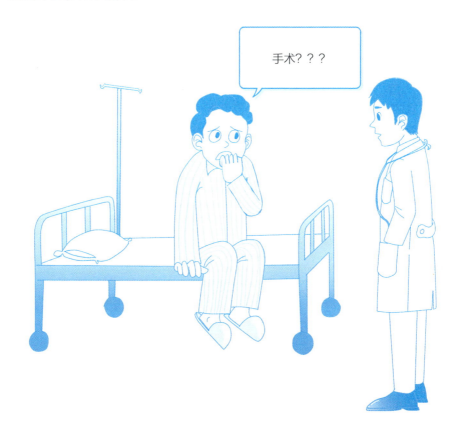

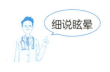

2 眩晕与位置变换关系不大

（1）前庭神经炎

前庭神经炎，也称前庭神经元炎，还曾被称为病毒性迷路神经炎、急性单侧前庭功能减退、急性单侧周围前庭神经病等，都是单侧前庭神经炎性病变而导致的疾病，最典型的表现是急性眩晕发作，是外周性急性前庭综合征的最常见病因。

在所有眩晕患者里，被诊断为前庭神经炎的不超过1/10。少数前庭神经炎患者会复发，复发率也不到1/10；还有10%～15%的患者会继发良性阵发性位置性眩晕。本病好发于春季及初夏，20～40岁人群多发。

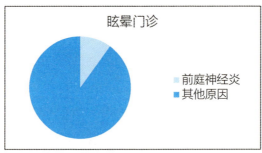

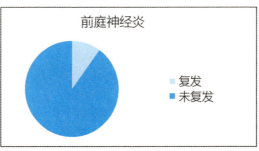

病因大多数和病毒有关

大多数专家认为前庭神经炎和病毒感染有关，约 1/3 的患者发病前有感冒、上呼吸道感染或身体某部位（如鼻、鼻窦、扁桃体、胃肠道等）感染病史，或者发病恰在某种病毒流行的时期。部分患者发病后被发现存在小血管循环紊乱，也可能是本病的另一个原因。

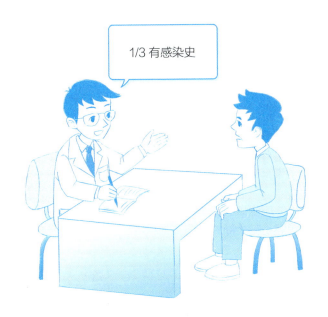

临床表现

突发性眩晕，数小时内逐渐加重，24 小时左右达到高峰。可为摇摆不稳感，也可为旋转性眩晕，头部或身体转动时症状加重。症状轻时仅在站立或行走时有失衡感，常伴有恶心呕吐，无听力及其他脑神经受损表现。

首次发作的患者大多眩晕持续数天后逐渐缓解，3～4 周症状逐渐消失。部分患者会转为位置性眩晕，半年后基本所有症状均缓解。慢性前庭神经炎症状可持续数年，部分可因上呼吸道感染或紧张劳累诱发眩晕反复发作。

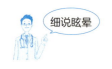

前庭神经炎多为单侧发病。偶见双侧发病，但发病时间有先后，可先一侧发病，若干年后对侧发病。

检查方法

冷热水试验是前庭功能检查最重要的一项，后面的章节还会详细阐述。要注意，有些患者早期冷热水试验检查结果可能提示前庭功能正常，需要医生根据症状、体征及其他辅助检查共同决策。

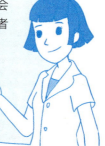

真情实意贴心话

冷热水试验检查时会往耳朵里灌水或吹气，可能会出现明显头晕。检查前不能剧烈运动，不能吃镇静药或者止吐药物。

检查中要及时和医生沟通。

检查后仍会有头晕的感觉，要注意卧床休息，防止摔倒。

治疗方法

前庭神经炎的一般治疗包括对症治疗、病因治疗和前庭康复治疗。

对症治疗就是有什么不舒服就用什么药。首选激素治疗抗炎、抗水肿，促进前庭神经恢复。如眩晕、恶心、呕吐严重，可以肌注止晕药物；如呕吐明显、吃饭困难，可以静脉补充营养和电解质。

病因治疗是对于有前驱感染史的患者，如呼吸道感染、消化道感染等，应用抗病毒药物。部分清热解毒的中成药也有一定疗效。

前庭康复治疗不仅可用于耳石症，对前庭神经炎的患者也能起到较好的康复作用，是自我治疗的关键步骤。有针对性的前庭康复治疗可显著提高前庭中枢的代偿能力，头动训练、平衡协调训练、靶向移动训练和行走训练可重新建立前庭反射，提高前庭位置觉和视觉反应能力。前庭康复治疗每天进行3次以上，每次至少持续30分钟。

（2）梅尼埃病

梅尼埃病，以前总是被称为美尼尔综合征，在耳鼻喉科和神经内科眩晕疾病里是比较常见的。这种病的特征性病理改变为膜迷路积水，临床表现为反复发作旋转性眩晕，波动性感音神经性耳聋，伴耳鸣、耳闷感，间歇期没有眩晕，但持续耳鸣。

中青年女性高发

发病年龄为 40 ~ 60 岁，男女发病比约为 1∶1.3，女性发病率稍高。儿童、青少年及 60 岁以上老年人发病率低。约 90% 为单侧发病，双侧病变少见；患病时间越长，双侧发病率则越高。

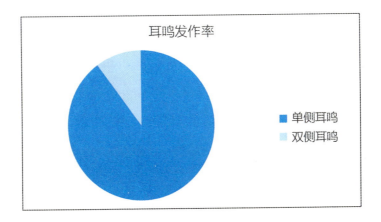

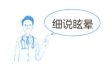

细说眩晕

典型症状

2/3 患者以眩晕为首发症状，起病急，易复发。突然出现天旋地转感、跌倒感，常在睡眠中发作，眩晕发作缓解后稍动或声光刺激即可复发。眩晕程度因人而异，同一患者每次发作眩晕程度不一定一样。有的患者发病前有耳聋、耳鸣、耳闷的先兆，有些与精神、情绪、疲劳有关，有些则无任何先兆及诱因。

耳鸣早期为嗡嗡或吹风样声，属于低频性耳鸣，常可耐受；后期为蝉鸣样高频性耳鸣，整日存在，安静环境中耳鸣加重，大多不易耐受。

可有波动性听力下降（耳聋）。早期听力下降不明显，以低频耳聋为主，急性发作时被眩晕掩盖，中后期大多数患者会出现听力下降，常呈可逆性。随着发作频率增加，听力下降的程度也会加重。

患耳胀满感，耳前、耳后有压迫，发生在病程早期，常出现在眩晕发作之前。反复发作的患者可因逐渐适应等原因感觉症状不明显。

剧烈眩晕多伴有恶心、呕吐、出汗、面色苍白等自主神经症状。少数患者有平衡功能障碍，表现为站立不稳，歪向一侧。

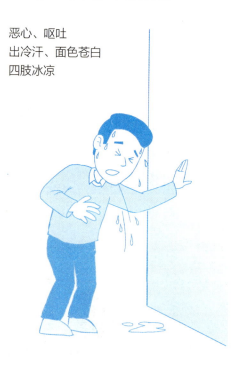

恶心、呕吐
出冷汗、面色苍白
四肢冰凉

检查方法

听力学检查，通过纯音测听了解听力的情况，还可通过甘油试验了解膜迷路有无积水。甘油为高渗溶液，口服后可减轻积水，使患者听力改善。对比服用甘油前后听力测试的结果，可观察听力是否改变。甘油试验可作为迷路积水的专门诊断手段，梅尼埃病患者多为阳性，但在间歇期和脱水药物治疗后为阴性。

前庭功能检查包括冷热水试验、前庭诱发肌源性电位（VEMP）、视频头脉冲试验（vHIT）等。

能够最直观判断内耳有无积水的是影像学检查。给予造影剂后，进行内耳 MRI 检查，可以直接看到积水情况，这是近年来梅尼埃病检查的一种重要方法。目前，研究已证实该技术在明确积水方面的有效性，但判断的标准和方法尚未统一，且部分病程较短的梅尼埃病患者可能呈阴性，尚不能成为梅尼埃病诊断的客观标准和依据。

治疗方法

发作期的治疗

治疗原则——控制眩晕、对症治疗。

① 前庭抑制剂：可有效控制眩晕急性发作，原则上它的使用不超过 72 小时。

② 糖皮质激素：如果急性期眩晕症状严重或听力下降明显，可酌情口服或静脉给予糖皮质激素。

③ 支持治疗：如恶心、呕吐症状严重，可加用补液支持治疗。

间歇期的治疗

治疗原则——减少、控制或预防眩晕发作，同时最大限度地保护内耳现有功能。

梅尼埃病患者应该主动了解相关知识，如病程规律、可能的诱发因素、治疗方法及预后等，消除恐惧心理。还应注意改善日常生活习惯，减少盐分

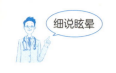 细说眩晕

摄入，每日的最大摄入量为2克，尽量维持在每日1.5克。避免摄入含咖啡因制品，减少巧克力摄入，戒烟、戒酒。过敏的患者要了解相应的过敏原，进行治疗或尽可能避免接触。

药物治疗方面，倍他司汀可以有效控制梅尼埃病患者的眩晕症状，口服利尿剂可以改善眩晕发作的频率。对于部分反复发作的顽固性梅尼埃病患者，某些免疫治疗可以减少眩晕发作的频率和严重程度，可以去专科就诊评估。

此外，眩晕发作频繁、剧烈，6个月非手术治疗无效的患者还可根据实际情况选择手术治疗，如内淋巴囊手术、半规管阻塞术、前庭神经切断术、迷路切除术等。

（3）突发性耳聋伴眩晕

突发性耳聋，简称"突聋"，是指突然发生的原因不明的感音神经性听力损失，听力在数分钟或数小时内（少数患者在3天内）下降至最低点，可伴有耳鸣及眩晕。部分患者会出现精神心理症状，如焦虑、睡眠障碍等，影响生活质量。

什么原因让我一点也听不到了？

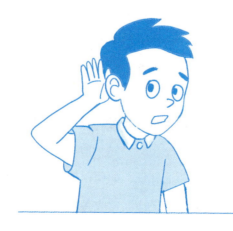

第 3 章 // 引起眩晕的常见疾病和治疗

突聋是耳鼻咽喉及头颈外科的三大急症之一,冬春季节高发,是一种常见病,可至永久性失聪。我国突聋发病率近年有上升趋势,但目前尚缺乏大样本流行病学数据。突聋高发年龄为 60 岁以上,但近几年有年轻化趋势,就诊患者中 40 岁以下者已超过一半,其中又以白领和学生居多。

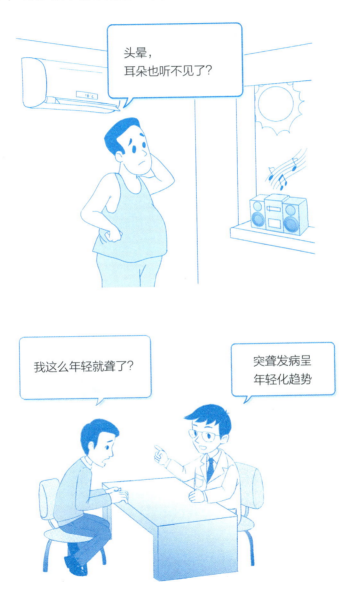

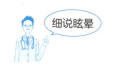

细说眩晕

真情实意贴心话

青年患者突聋发病率逐年升高多和精神状态、生活方式有关,长期紧张、压力大、生活不规律、睡眠障碍都是发病的潜在诱因。

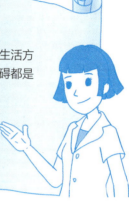

主要症状

突聋多为单侧发生。发病前多无先兆,部分患者有轻度感冒、疲劳或情绪激动史。患者听力可在数分钟或数小时内(少数患者在 3 天内)下降至最低点。

突聋四大主症

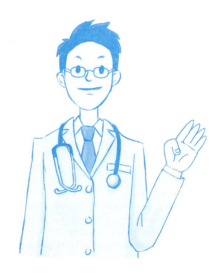

大多数患者会在耳聋发作的同时出现耳鸣,也可发生于耳聋之后。经治疗后,多数患者听力可以恢复,但耳鸣仍可能会长期存在。部分患者出现不同程度的眩晕,多为旋转性眩晕,伴恶心、呕吐。眩晕可能与耳聋同时出现,或于耳聋发生前后出现。少数患者可有耳闷堵感、压迫感或麻木感。

发病原因

突聋的病因和病理生理机制尚未完全明了,局部因素和全身因素均可能引起突聋，如血管性疾病、病毒感染、自身免疫性疾病、传染性疾病、肿瘤等。只有 10%～15% 的突聋患者在发病期间能够明确病因，约 1/3 患者的病因是通过长期随访评估推测或确认的。一般认为，精神紧张、压力大、情绪波动、生活不规律、睡眠障碍等可能是突聋的主要诱因。

治疗"黄金期"

听力下降程度越低、就诊时间越早、患者年龄越小，治疗后听力恢复情况越好，反之则预后差。突聋治疗效果直接与就诊时间有关，发病后数天是治疗的"黄金期"，这期间如能及时治疗，有效率可以高达 70%～80%；而发病后数天内未得到治疗，可完全恢复听力的概率就下降到 30%。

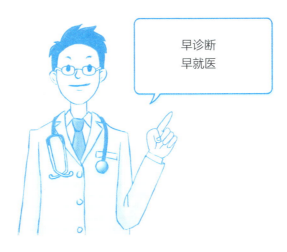

出现突聋之后，许多患者会拖延一个月甚至几年之后才来就诊。耳鼻喉科每天的门诊患者中，总能遇到此类的患者。尤其是听力损害不严重，耳鸣或者眩晕更明显时，总以为是休息不够或上火而引起，这样可能延误最佳治疗时机。

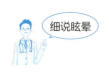

细说眩晕

预防突聋应做到六点

① 加强锻炼，增强体质，预防病毒感染。

② 保持良好情绪，避免过度劳累，适度休息，切勿长期熬夜。

③ 均衡饮食，多吃新鲜蔬果，减少烟、酒等带来的刺激。

④ 戒除挖耳、掏耳的坏习惯，注意避免耳朵进水，预防耳外伤和感染。

⑤ 定期体检，控制高血压、高血脂及糖尿病等全身慢性疾病，如患有听神经瘤、梅毒等病应及时治疗。

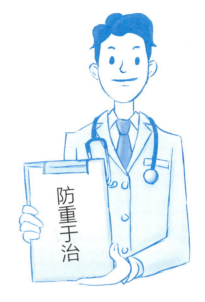

⑥ 对于已患突聋并且治疗后患耳仍然不具有实用听力水平的患者，要特别注意保护健侧耳，避免噪声刺激、服用耳毒性药物、耳外伤和耳部的感染等。

（4）脑干、小脑的病变

脑干、小脑的病变有不同的类型，在详细介绍之前，需要简单了解一下颅脑血管的基础知识。人体颅脑的血液供应可大体分为前循环（颈内动脉系统）和后循环（椎-基底动脉系统）。后循环由椎动脉、基底动脉、大脑后动脉及其分支组成，主要负责脑干、小脑、枕叶、颞叶后部、丘脑、上段脊髓等的血液供应。

前庭系统主要就是由后循环供血。前庭神经核是脑干中较大的神经核，位置表浅，对缺血特别敏感，缺血时较易发生眩晕。而给内耳及前庭神经核供血的均为终末动脉，发生病变后较难建立侧支循环。

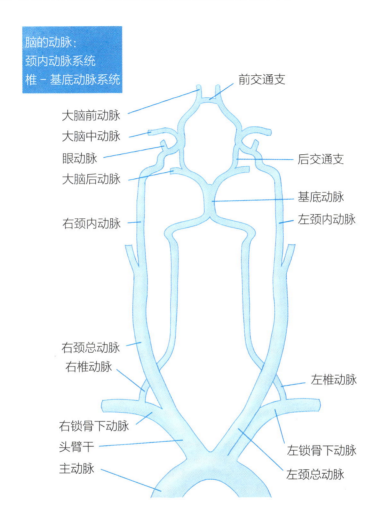

① 脑卒中的姐妹——迷路卒中

迷路卒中是以突发性眩晕、耳鸣、听力下降甚至耳聋为首发症状的疾病，类似于大家熟知的脑卒中，但症状相对轻微，属于颅内迷路动脉的突发疾病。重要的是，首先要排除脑血管病的危险因素。前面提到的突聋伴眩晕的患者很大一部分是由于迷路的血管病变导致的，所以突聋伴眩晕事实上包含了迷路卒中，范围更广。但在这里单独提出来，主要是因为迷路动脉是小脑前下动脉的一个分支。因此，有脑血管病危险因素的患者，如果出现迷路卒中要警惕脑卒中。

迷路卒中多由内听动脉痉挛、闭塞或出血所致。

临床表现为突然发生剧烈的旋转性眩晕，可伴恶心、呕吐，若同时有前庭耳蜗动脉受累则伴有耳鸣、耳聋。眩晕性质属于前庭周围性眩晕。

② 掌管呼吸心跳的核心区域——脑干梗死

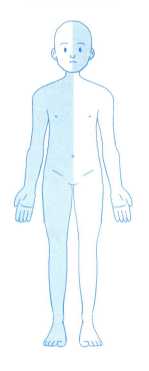

交叉性感觉障碍

延髓背外侧综合征（Wallenberg 综合征、小脑后下动脉血栓形成）是脑干梗死最常见的类型。当一侧椎动脉、小脑后下动脉闭塞时，可在该侧延髓背外侧形成一个三角形缺血区。

多因高血压、动脉粥样硬化、动脉痉挛、心血管疾患等引起。

临床表现为眩晕、呕吐、眼球震颤，交叉性感觉障碍（同侧面部和对侧肢体出现交叉性感觉障碍，见左图），同侧 Horner 征（瞳孔缩小、眼球内陷、上睑下垂及患侧面部无汗的综合征，见下图），饮水呛咳、吞咽困难和声音嘶哑，同侧小脑性共济失调。小脑后下动脉解剖变异较多，临床表现常不典型。

第 3 章 // 引起眩晕的常见疾病和治疗

Horner 征

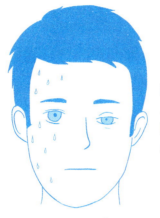

瞳孔缩小
上睑下垂
眼球内陷
患侧面部无汗

下图为左侧延髓病变，此时患者可能会出现左侧面部和右侧肢体分别出现痛温觉感觉障碍。

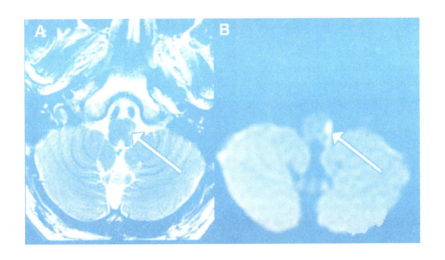

数字减影血管造影（DSA）可直接显示延髓缺血性病灶及相应的血管狭窄或闭塞。脑干听觉诱发电位则是较新的辅助诊断手段。

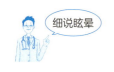

脑干梗死属于可能引起严重后果的比较凶险的中枢性眩晕类疾病，患者如能在发病后黄金 3 小时之内确诊，可予以溶栓或动脉机械取栓治疗。

③ 路口的交通事故——基底动脉尖部综合征（TOBS）

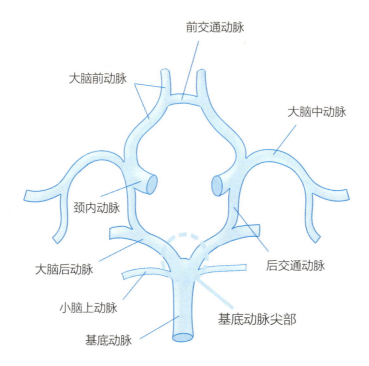

基底动脉在分叉处（如上图）分成左右两侧的大脑后动脉。基底动脉尖部综合征是指基底动脉顶端的数条血管交叉处，即双侧大脑后动脉、双侧小脑上动脉和基底动脉汇集处，因各种原因所致的血循环障碍，使中脑、丘脑、脑桥、小脑、枕叶和颞叶各部受累。

常见原因为血栓及栓塞。血栓和栓塞听着比较相近，二者其实不太一样。血栓指血管自身的狭窄或闭塞，导致脑组织缺血、软化、坏死形成的血栓，属于"本土的"。栓塞指脑血管被随血流而来的气体、液体、固体等阻塞，属于"外来的"。

基底动脉尖部综合征的典型表现是眩晕和视物模糊，发病时几乎均有明显的眩晕发作（77%）和视物模糊（74%）。还可见眼球运动障碍，瞳孔异常，觉醒和行为障碍，伴有记忆力丧失及视野缺损。少数患者出现幻觉。

检查CT、MRI，可在上述部位发现梗死病灶，与临床症状基本符合；脑血管造影多提示在基底动脉尖部存在狭窄或闭塞，或存在脑动脉瘤。

基底动脉尖部综合征病情较重，一旦出现上述症状中的一项或几项，要尽快到脑血管病专科就诊，完善相关检查，早诊断、早治疗，避免危及生命。

④ 偷你血液没商量——锁骨下动脉盗血综合征

锁骨下动脉虽不直接参与脑供血，但其起始部阻塞可引起椎动脉系统血液逆流而产生脑缺血症状。锁骨下动脉盗血综合征是脑动脉盗血综合征中最常见的一类，多见于左侧，其病因通常是动脉粥样硬化。

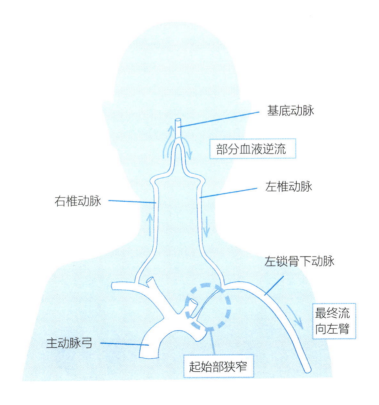

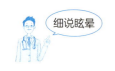

由于各种原因导致主动脉弓及附近大动脉血管严重狭窄和闭塞,狭窄的远端脑动脉内压力明显下降,产生虹吸现象,邻近的其他脑动脉血流逆流供应压力较低的动脉以代偿其供血,这就是脑动脉盗血综合征发生的机制。被盗血的脑动脉供血显著减少,会引发一系列相应脑组织缺血的临床症状和体征。

左锁骨下动脉起始段狭窄或闭塞,血液不能直接供应同侧椎动脉。健侧椎动脉血流正常,血液到达双侧椎动脉与基底动脉交汇处时,因左椎动脉缺血、压力较小,右椎动脉中血液除部分流入基底动脉外,还有部分逆流进入患侧椎动脉,导致患侧上肢出现相应缺血症状。

临床可出现上肢供血不足,患侧上肢乏力、麻木、沉重感、疼痛或冷感、皮温降低。活动上肢(如乘车抓车顶的扶手、打球)可使原有症状加重,患侧上肢桡动脉搏动减弱或消失,收缩期血压比对侧下降 20mmHg 以上,锁骨上窝可闻及血管杂音。

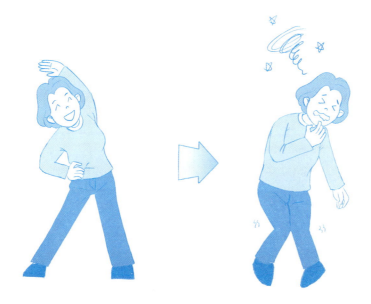

活动上肢后,出现眩晕

双上肢收缩压
相差 20mmHg 以上

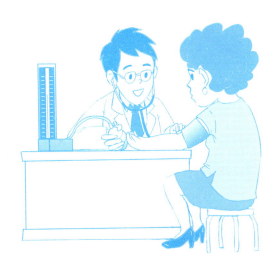

椎-基底动脉供血不足可导致眩晕，患侧上肢用力活动时症状明显，并伴有恶心、呕吐、视物模糊、复视、共济失调等症状，少数患者有意识障碍或倾倒发作，也常有枕部疼痛和不适感。

盗血严重时可引起更远端的颈内动脉系统缺血，出现发作性轻偏瘫、偏身感觉障碍、一过性失语等。

锁骨下动脉盗血综合征难以通过口服药物或其他内科手段治疗，手术治疗效果好。

大多数人是在体检时发现双上肢血压相差较大，进而发现锁骨下动脉狭窄的。所以，建议即便没有任何症状，在体检时也要测量双上肢血压。

本病病因多为动脉粥样硬化，积极控制危险因素（如吸烟、饮酒等不良生活习惯，高血压、糖尿病、高脂血症等慢性病）有一定的预防作用。部分先天血管变异患者可通过血管外科手术治疗。

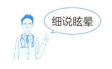
细说眩晕

3 诱发眩晕的高危因素

（1）肥胖

为什么肥胖的人会容易出现眩晕？这主要是由于身体过度肥胖后会出现代谢综合征，进而导致血管病变，脑供血、供氧不足，导致眩晕。从中医的角度来说，胖人多痰，痰湿阻滞血脉、清窍，导致眩晕。

肥胖的并发症

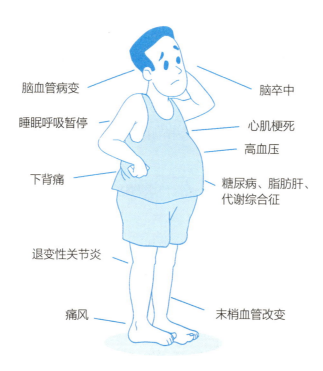

肥胖是指体内脂肪积聚过多，体重超过标准的状态，是一种由多种因素引起的慢性代谢性疾病。随着现代社会的发展，生活水平不断提高，肥胖有逐年增加的趋势。据统计，发达国家肥胖人群已占成年人口总数的35%。

目前判断体重最为常用的指标是体重指数。体重指数 = 体重（千克）/身高（米）^{2}。体重指数 ≥ 24 为超重，≥ 28 为肥胖。如一个体重70千克的人，身高是1.7米，他的体重指数就是 70÷(1.7×1.7)=24.22145，已超重，但还没有到达肥胖的程度。

要想彻底治疗肥胖导致的眩晕，还要从源头上着手，控制体重，避免肥胖。下面介绍减肥三大妙招：

① 游泳减肥法

建议肥胖者每星期游泳两次。蛙泳或仰泳为佳，能够使呼吸肌得到很好的锻炼，增加肺活量，可有效减少眩晕发作。

② 跳绳减肥法

跳绳是一种耗时少、耗能大的运动，持续跳绳10分钟与慢跑30分钟消耗的热量相当。跳绳能促进血液循环，保护心脏，提高肺活量。长期坚持还能训练耐力和爆发力以及平衡能力。

③ 普洱茶减肥法

普洱茶独特的发酵过程使其对脂肪分解具有显著作用，对分解腹腔内脏周边的脂肪尤为有效，是一种天然的减肥饮品。

普洱茶有生茶和熟茶之分，生茶稍偏寒性，胃病患者应少喝；高血压、心脏病患者要少喝，防止咖啡因过度兴奋神经。睡前不喝，避免失眠及夜尿过多。

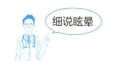

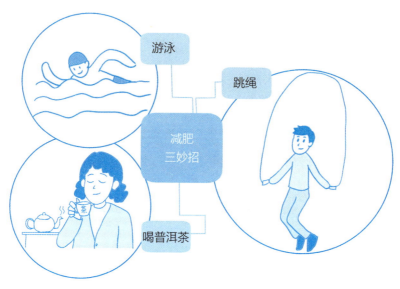

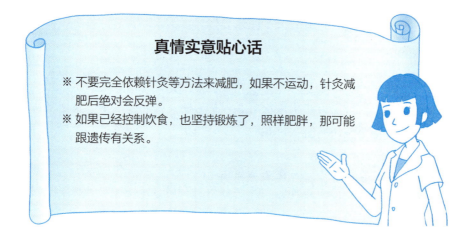

真情实意贴心话

※ 不要完全依赖针灸等方法来减肥，如果不运动，针灸减肥后绝对会反弹。
※ 如果已经控制饮食，也坚持锻炼了，照样肥胖，那可能跟遗传有关系。

（2）年龄

随着年龄的增加，人体前庭系统的结构和功能会随之变化，再加上与年龄有关的疾病，眩晕成为老年人的常见病之一。眩晕的平均发病年龄为51.6

岁，其中以 45～64 岁年龄组患病率最高。有调查显示，65 岁时 30% 的人会出现眩晕。

血管硬化程度加重，供应前庭系统的血液减少，前庭系统的组织因缺血而导致功能障碍，是引发老年人眩晕的主要原因。

"生长壮老已"是生命进程的基本规律，谁也没法阻挡年龄的增长，但通过改变生活方式等却可以让机体的衰老来得晚一些。

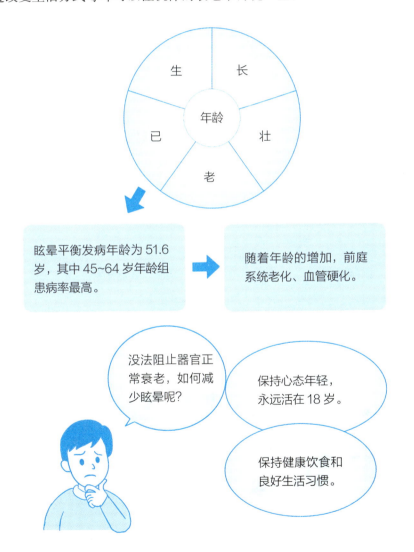

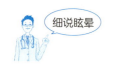
细说眩晕

首先，要保持快乐和年轻的心态，永远活在18岁。"心好，一切皆好"，心态好尤其重要。想保持快乐和年轻，就必须摒弃那些消极的心态，清除心灵的累赘。命运可以改变，这取决于心态，如果能正视自我，调整那些不良的心态，命运也可能随之改变。

其次，要保持健康的饮食习惯。原本比较清澈的河流，不断被倒进垃圾，会慢慢变黑、变臭。血管也一样，如果人摄入过量的高脂、高糖类物质，会产生过多的人体"垃圾"。当血管清除机制发生问题时，"垃圾"清除不出去，沉淀在血管里，久而久之，血管就开始变化，管壁弹性变差，动脉硬化，长"斑块"，血管逐渐衰老。

良好的饮食及生活习惯，会让血管处于健康的环境。控制饮食，清淡为主，戒烟酒，防止吸二手烟，适当补钙，加强锻炼，规律休息，血管硬化会来得晚一些，相关疾病的发生率也将随之降低。

（3）高血压病

高血压病会导致动脉硬化，会损伤人体很多脏器组织，如心脏、肾脏、脑血管和眼睛等，有些患者就会出现眩晕症状。

高血压病的病因目前认为主要与遗传因素、年龄因素、精神和环境因素、生活习惯、睡眠不足及其他相关疾病有关。

如果高血压病发现较早，且血压只是轻度升高（在145/90mmHg左右徘徊），是有可能通过非药物治疗使血压恢复正常的。

减轻并控制体重：肥胖增加了血管的压力和阻力，只此一项就可以导致血压升高，是发生高血压的独立危险因素。

减少钠盐摄入：钠盐摄入量与平均血压值呈正相关，北方人心脑血管病的发病率较南方人高。每天钠盐摄入量应不超过6g。

第3章 // 引起眩晕的常见疾病和治疗

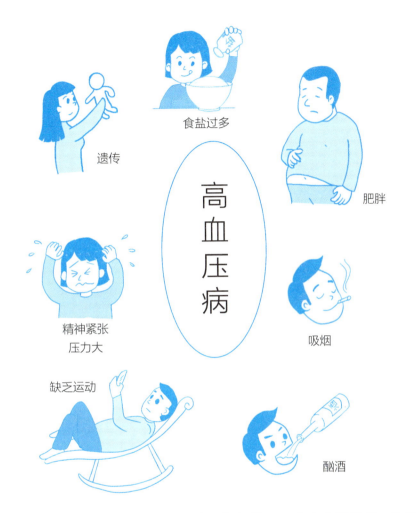

合理膳食：做到饮食有节，荤素、粗细搭配，多吃水果蔬菜，均衡营养。适当食用钾含量高的食物，如菠菜、香蕉、橘子等。钾有利于排钠，降低交感神经的升压反应，且有稳定和改善人体压力感受器的作用。适当食用钙含量高的食物，如奶制品、豆制品和新鲜蔬菜等。钙有细胞膜稳定作用，使血管不易收缩，还可以调节细胞内的钠离子、钾离子浓度，防止血压上升。

适量运动：运动能促进血液循环，加快全身能量代谢，达到减肥、强身健体和降压的目的。可以选择散步、快走、慢跑、骑自行车、游泳等运动。

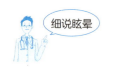

运动量要适当,以运动后没有感到明显疲劳为度。运动量要逐渐增加并持之以恒,长期坚持才能起到治疗效果。

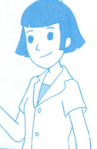

真情实意贴心话

※ 运动是否适量可根据心率来判断,运动适量的心率为最大心率(180或170次/分)减去年龄。比如50岁的人,运动时心率以120~130次/分较为适宜。

※ 运动频率一般要求每周3~5次,每次持续20~60分钟即可。

戒烟:吸烟可导致血管收缩,还会降低人体对降压药的敏感性,是脑血管疾病的独立危险因素。

控酒:饮酒会引起血压波动,会减弱降压药物的药效。建议最好少饮酒。

减轻精神压力、保持平衡心理:长期的精神压力和焦虑抑郁是引起高血压病及其他慢性病的重要原因之一。要努力调整心态,不要对自己、他人及环境要求过高;要积极参加社会和集体活动,必要时寻求心理医生的帮助。

通过非药物治疗仍无法缓解高血压时,就需要药物治疗了。已有证据表明,药物降压治疗可以有效地预防心脑血管疾病。高血压病的治疗可选择的药物很多,一定要在医生的指导下进行。

预防高血压病，必须多管齐下

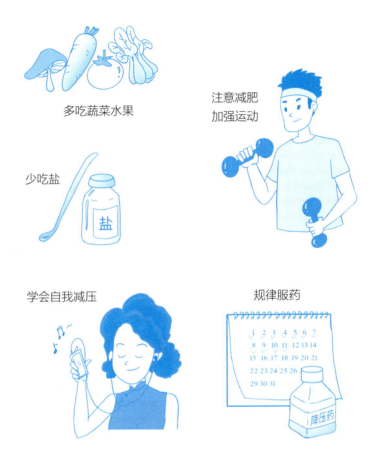

（4）高脂血症

脂质代谢紊乱与眩晕的发生密切相关。高脂血症可引起动脉血管管壁平滑肌细胞增生、脂质沉积、各种生物因子活化、血管收缩，影响到椎-基底动脉系统的血液供应，进而造成前庭系统缺血，出现眩晕。

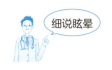

细说眩晕

比如最常见的导致眩晕的疾病——耳石症，高脂血症是其复发的危险因素之一。原因在于，血浆中增高的脂质在动脉壁内膜及中膜沉积，形成脂质池，构成粥样斑块，引起微小动脉变细变窄、血栓形成，相应区域供血不足、血流量减少、流速缓慢、血液黏滞性增加，进而形成附壁微血栓并脱落，导致远端微血管阻塞，造成前庭局部微循环障碍，使椭圆囊受到损害导致耳石脱落。高血脂还会影响耳石在内淋巴液中的吸收，最终导致耳石症的复发。

防治高脂血症，日常饮食非常重要。首先要控制饮食，避免摄入过多热量，减少高胆固醇饮食的摄入。过多热量储存易致胆固醇过高和肥胖，血液黏稠度增加，发生高脂血症。应少吃红肉，如猪、牛、羊肉；少吃或不吃肥肉、动物内脏、骨髓、动物油等；可适量吃白肉，如鸡、鸭、鹅、鱼等。

高脂饮食怎么控制？

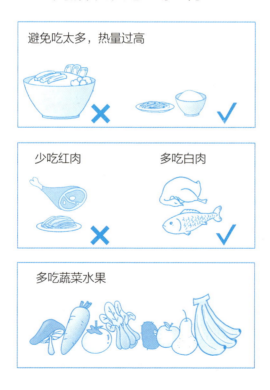

其次要注意多吃蔬菜、粗粮等富含维生素和纤维素的调脂食品。纤维素可延迟胆固醇的吸收并将胆固醇排出体外，维生素可以降低胆固醇含量。

他汀类药物是常用的降脂药，除了能降低低密度脂蛋白的水平，还具有稳定斑块、抗炎、保护血管内皮功能等作用，可以预防心脑血管病的发生。不过长期服用他汀类药物要注意复查肝功能和心肌酶谱。

（5）糖尿病

糖尿病早期会损伤一些营养神经的小血管，导致小动脉、毛细血管及静脉内膜上皮细胞的肥大增生及脂质沉着，使管腔狭窄或闭塞，进而发生缺血性改变而出现功能障碍。当病变部位发生在耳蜗、前庭等部位时，就会引起相应的症状，如眩晕、耳鸣、耳聋等。

糖尿病患者在饮食方面要控制机体总热量摄入，调整饮食结构。碳水化合物、脂肪和蛋白质所提供的热量比为 12∶5∶3。碳水化合物主要是指含糖食物和纤维素，要提高饮食中纤维素的含量；而脂肪和蛋白质最后也会部分转化为葡萄糖，因此，要控制总热量。

定时、定量进餐，细嚼慢咽，控制进食速度、延长就餐时间（20～30分钟），注意进餐顺序（蔬菜 – 肉类 – 主食）。

主食每天不超过半斤，最好在医生或者营养师的帮助下确定适合自己的主食量。粗细搭配，全谷物、杂豆类应占主食的1/3。最好少喝粥。

保证每天300g液态奶或相当量奶制品的摄入，每天摄入豆浆、豆干、豆腐等大豆制品。

每天保证吃300～500克（生重）新鲜蔬菜。种类、颜色要多样，深色蔬菜（如绿叶菜、胡萝卜、甘蓝、番茄等）占一半以上。土豆、山药、南瓜等淀粉多的蔬菜算入主食。水果适量。

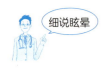
细说眩晕

血糖管理方法

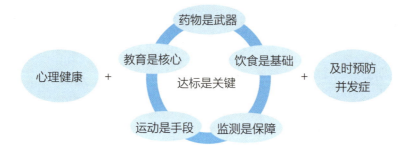

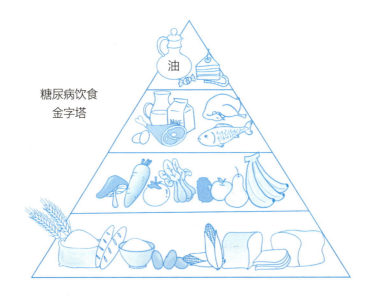

糖尿病饮食金字塔

常吃鱼、虾、蟹、贝及禽肉，猪、牛、羊等畜肉适量摄入，少吃肥肉。每周不超过4个鸡蛋（或每2天1个鸡蛋）。

使用蒸、煮、炖、焯等烹饪方式，少用烟熏、腌制、烧烤等方式，少油、少盐清淡饮食。保证每日饮水量在1500～1700毫升，以白开水、淡茶为佳，避免含糖饮料。

在医生指导下规律服用降糖药，监测血糖、体重，定期检查尿糖和血脂等。

血糖管理方法

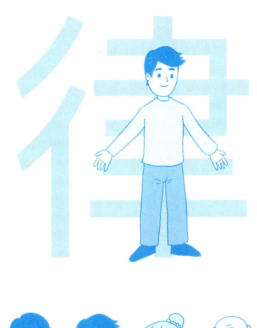

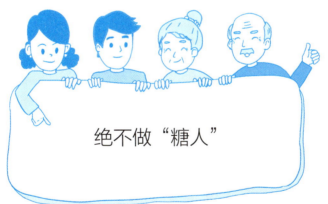

绝不做"糖人"

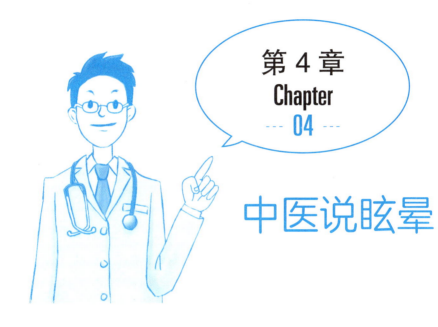

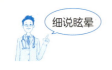

细说眩晕

1 中医说眩晕

《说文解字》中很好地解释了眩晕:"眩"的解释是"目无常主",意思是眼睛没有一个固定的目标;而这个字是目字旁,跟眼睛有关系,有眼花的意思。"晕"在《说文解字》里的解释是"日月气也",指的是围绕在太阳和月亮周边的焦黄色的光圈。这是一种常见的自然现象,有句谚语说"月晕而风,日晕则雨",就是讲月亮周围出现光晕的时候会刮风,太阳周围出现光晕的时候会下雨。后来把光晕的这种一圈圈的旋转的感觉逐渐引申为头晕。

中医对眩晕的认识比较早,《黄帝内经》里早就提到"眩晕"这个病了。中医所讲的眩晕,是指头晕和眼花。无论症状是眩晕还是只感到头晕,中医将其通通归于"眩晕"这种病。中医和西医的概念是不一样的,而治疗也是截然不同的。

诸风掉眩,皆属于肝

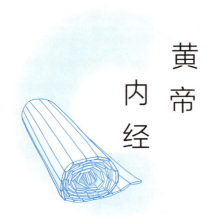

黄帝内经

历代很多医家都曾经提到过眩晕,如汉代医圣张仲景、元代朱丹溪、明代张景岳,都是古代的"眩晕专家",他们对于眩晕的看法并不完全一样。比如导致眩晕的病因,有人认为是虚,有人认为是实。虚和实具体什么意思呢?中医到底是怎么认识眩晕的呢?

简单来说,人生病肯定是有原因的。正常情况下,人体和疾病势均力敌，井水不犯河水，但某天人体抵抗力下降了，就容易得病，而这个病因就是中医所说的正气虚，属虚性。除了正气虚，还有什么原因导致机体发病呢？这就需要有外来的诱发因素了，如感冒着凉、抽烟喝酒、饮食不节、外伤等，都属于中医所说的邪气，大多可归为实性。所以人生病，就是正气和邪气双方斗争的结果。俩人同样晚上吹空调，为什么第二天起来一个人感冒了，另一个人没事？就是因为第一位感冒的是正气胜过了邪气，另外一位没事的是邪气胜过了正气。眩晕也是一样的道理。

在中医看来，眩晕也可以分成虚实两大类。虚性的眩晕是指由于过度劳累、年老体虚、久病耗伤等各种原因导致肾精不足、脑髓空虚、清窍失养（这里的脑髓、清窍都是指大脑），最终导致眩晕。实性的眩晕是指由于不慎外伤、怒火久郁、暴饮暴食、吸烟饮酒等各种原因导致肝阳上亢、痰蒙清窍、阻滞脑脉，最终导致眩晕。

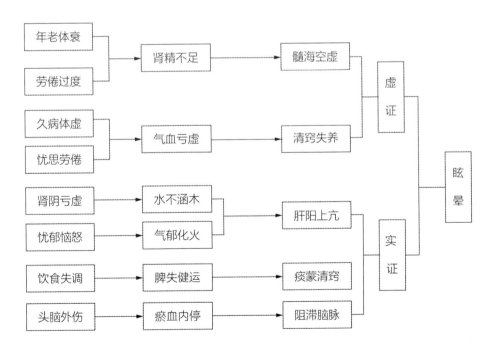

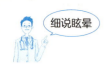

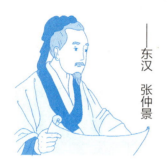

勤求古训，博采众方。
——东汉 张仲景

眩晕的病位在颅脑清窍，与肝、脾、肾三脏关系最为密切。而眩晕的病性总体以虚者居多，如肝肾阴虚，虚风内动；气血亏虚，清窍失养；肾精亏虚，脑髓失充。面对错综复杂、虚虚实实的眩晕患者，专业的中医师会分清轻重缓急，治病求本。

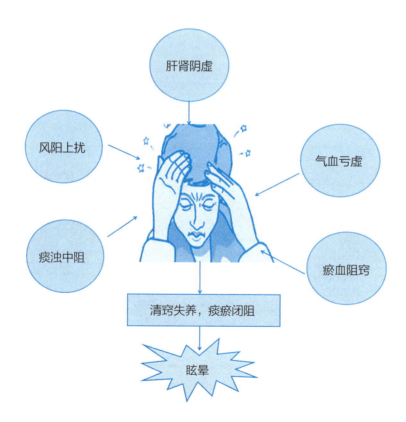

2 中医辨识眩晕的三大重点

辨脏腑——在肝，是脾，还是肾

眩晕虽病在颅脑清窍，但与肝、脾、肾三脏功能失常关系密切。中医认为，肝主要的生理功能是主管疏畅、调达周身气机，情志抑郁、怒火久郁或肝阴不足、虚火亢盛均可导致肝阳上亢，发病时的眩晕多伴有头胀痛、面潮红等症状。脾主要的生理功能是主管运送、加工食入的营养物质，转换成气血精微输送至四肢百骸，营养周身。若饮食劳倦、过度思虑伤及脾气，脾虚气血化生乏源，眩晕发作会兼有食欲减退、乏力、面色发白等；脾失健运，痰湿中阻，则眩晕可兼见食欲减退、恶心欲吐、头重、耳鸣等。肾的主要生理功能是主管封藏、贮备人体精微物质，年老体虚、久病体弱、过度劳累等引起的肾精不足的头晕，多伴腰膝酸软、耳鸣如蝉等。

辨虚实——对号入座

眩晕以虚症居多，亦有挟痰挟火。一般新病多实，久病多虚，体壮者多实，体弱者多虚。恶心欲吐、面红、头胀痛者多实，体倦乏力、耳鸣如蝉者多虚。发作期多实，缓解期多虚。面白而胖多为气虚多痰，面黑而瘦多血虚有火。病久常虚中夹实，虚实夹杂。

辨标本——治标还是治本，谁说了算

"标本"这个词大家都听说过，本义是指草木之根与梢。"本"是指草木的根，"标"（也称"末"，如本末倒置）是指枝叶末梢。后来常用这个词来表

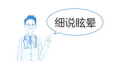

示相关的两种概念，以概括说明事物的本质和现象，如在中医领域描述病变过程中矛盾的主次关系等。眩晕以肝肾亏虚、气血不足等正气亏损为本，风、火、痰、瘀等邪实为标。

3 中医治疗眩晕三妙招

很多人都知道中医治疗讲究辨证论治，这是中医体系最大的特点。辨证论治，就是把每个人进行个体化分析，通过相应的症状、舌脉等，将其归类为某种证型，最后再根据此证型选择适合的治疗方法。而不论什么病，总的治疗原则都是补虚泻实，调整阴阳。

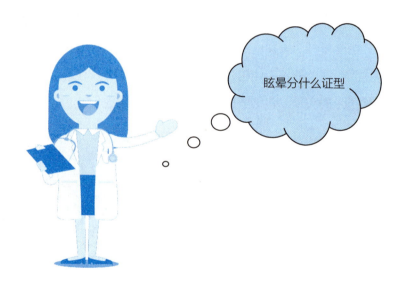

在介绍中医治疗前，先来说一说眩晕的常见辨证分型。

肝肾阴虚

主症：头晕目眩，耳鸣如蝉，久发不已。

兼症：健忘，两目干涩，视力减退，两胁部隐痛，腰膝酸软，咽干口燥，失眠多梦。

舌苔：舌质红，苔少或无。

脉象：脉细数。

肝肾阴虚证常见于中老年人群，更年期综合征常归于此证。也有部分先天禀赋不足或房劳过度致肝肾阴虚的青年人为此证型。

风阳上扰

主症：眩晕欲倒，耳鸣，头痛且胀。

兼症：面红目赤，急躁易怒，肢体麻木震颤，腰膝酸软，心悸健忘，失眠多梦，遇劳累、恼怒加重。

舌苔：舌质红，苔薄黄。

脉象：弦细数。

风阳上扰证多见于中青年人群，平时急躁易怒，一派风风火火的性格，常伴有头痛、高血压等。

气血亏虚

主症：眩晕，动则加剧，劳累即发。

兼症：神情疲惫，懒言少语，乏力自汗，面色无华，唇甲淡白，心悸失眠。

舌苔：舌质淡嫩，苔薄白。

脉象：脉细弱。

痰浊中阻

主症：视物旋转，头重脚轻。

兼症：胸闷，恶心，呕吐，痰涎，胃脘胀满，神疲食少。

舌苔：舌体胖大，边有齿痕，苔白腻。

脉象：脉弦滑。

痰浊中阻是当今快节奏社会常见的证型，亚健康综合征、肥胖综合征等

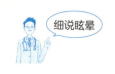

疾病可归于此类，总体属于实证。湿邪重浊黏滞，病程迁延，容易反复。

瘀血阻窍

主症：眩晕时作，头痛如刺。

兼症：面色黧黑，口唇紫暗，皮肤干燥粗糙，健忘，心悸失眠，耳鸣耳聋。

舌苔：舌质紫暗，有瘀斑、瘀点。

脉象：脉弦涩或细涩。

（1）眩晕的中药治疗

① 肝肾亏虚

治法：滋补肝肾，养阴填精。

方药：左归丸加减。

食疗方：桑叶黑芝麻粉。

桑叶250克，黑芝麻250克。将桑叶晒干，研成细粉。黑芝麻去除杂质，洗净晒干，研成细粉，与桑叶粉拌和均匀，瓶装备用。每日2次，每次6克，温开水送服。本食疗方可用于各种肝肾亏虚、精血不足之证，对老年性眩晕、头发早白、皮肤干燥效果明显。

② 风阳上扰

治法：平肝潜阳，滋补肝肾。

方药：天麻钩藤饮加减。

食疗方：复合芹菜汁。

芹菜200克，番茄200克，莴苣嫩叶200克，蜂蜜20克。将芹菜去根及叶，取莴苣嫩叶，洗净后用温水浸泡片刻切段，与番茄同打成汁，将滤液倒入玻璃杯中加入蜂蜜搅匀即成。当饮料，分2～3次服完。具有缓和而持久的平肝清火定眩功效。

③气血不足

治法：补气运血，健脾运胃。

方药：归脾汤加减。

食疗方：枣泥饼。

大枣200克，面粉250克，白糖适量。大枣洗净上锅蒸软，捣烂去核，加入白糖拌匀。面粉加水和成面团，分成小块，擀成薄皮，包入枣泥馅，做成小饼蒸熟即可食用。

④痰浊中阻

治法：燥湿祛痰，健脾和胃。

方药：半夏白术天麻汤。

食疗方：茯苓小豆饼。

茯苓15克，赤小豆20克，陈皮9克，薏苡仁30克，粳米60克。上述原料碾磨成粉，加入适量白糖，加水揉成团后切成小块，蒸熟或者烙熟即可食用。

⑤瘀血阻窍

治法：活血化瘀，通窍活络。

方药：通窍活血汤。

食疗方：当归粥。

当归10克，粳米50克，红糖适量。先将当归煎汁去渣，然后加入粳米、红糖共煮成粥。具有行气养血、活血止痛的功效。

关于眩晕的中医治疗方药，只是简单地介绍了基本方的名字，临床中无论具体用药还是剂型，医生都会根据患者的实际情况进行调整后使用。而食疗方，也应该在咨询过医生后使用。

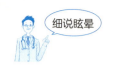
细说眩晕

（2）眩晕的针灸治疗

针灸是中医特有的疾病治疗手段，是一种"内病外治"的方法。针灸是应用一定的操作手法，通过经络、腧穴的刺激、传导作用来治疗全身疾病。

经络，是经和络的总称。经，又称经脉，有路径之意。经脉贯通上下，沟通内外，是经络系统中纵行的主干。经脉大多循行于人体的深部，且有一定的循行部位。络，又称络脉，有网络之意。络脉是经脉的分支，较经脉细小。络脉纵横交错，网络全身，无处不至。

经络相贯，遍布全身，形成一个纵横交错的联络网，通过有规律的循行和复杂的联络交会，组成了经络系统，把人体五脏六腑、肢体官窍及皮肉筋骨等组织紧密地联结成统一的有机整体，保证了人体生命活动的正常进行。经络是运行气血、联络脏腑肢节、沟通内外上下、调节人体功能的一种特殊的通路系统。

针灸核心的治疗作用是疏通经络、扶正祛邪和调整阴阳。在本章的开头已经介绍过，眩晕的病因为各种原因所致正虚邪入，阴阳失调，那么眩晕的针灸治疗原则还是补虚泻实，调整阴阳。

和中药一样，针灸也要讲究辨证论治，根据患者的不同情况选取不同的穴位组合治疗，这需要操作者经过严格的学习和训练才能掌握，必须要由正规医生进行。另外，针灸毕竟属于微创操作，一般人群不要自行使用。

鉴于针灸治疗的技术要求，下面只简单介绍一些常用穴位，通过自我按摩，也能起到一定作用。

① 肝肾亏虚

三阴交

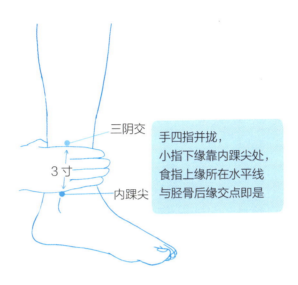

手四指并拢,小指下缘靠内踝尖处,食指上缘所在水平线与胫骨后缘交点即是

② 风阳上扰

行间、太冲

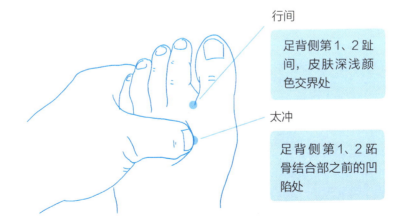

行间：足背侧第1、2趾间,皮肤深浅颜色交界处

太冲：足背侧第1、2跖骨结合部之前的凹陷处

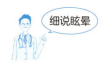

③气血亏虚

血海、足三里

大腿内侧
膝盖骨上凹陷处，髌骨内侧端上约二横指

小腿外侧
膝眼下四指处

血海

膝盖凹陷处（膝眼）

足三里

④痰浊中阻

丰隆

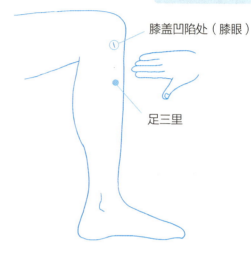

小腿前外侧，
外踝尖上八寸，
距离胫骨前缘二横指

丰隆

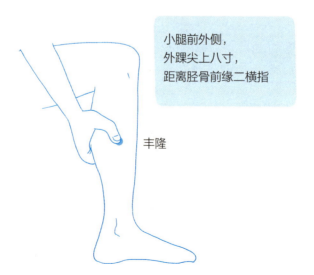

⑤ 瘀血阻窍

血海、太冲

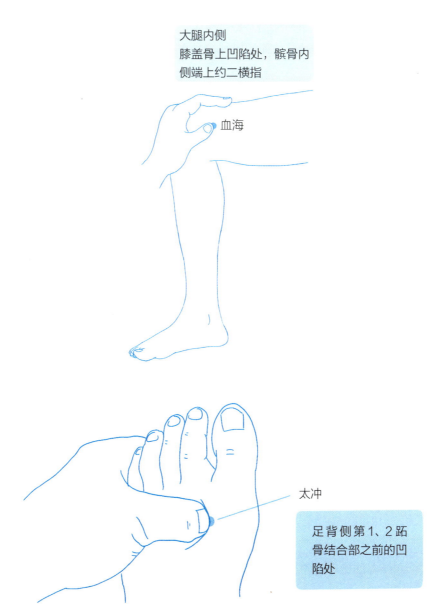

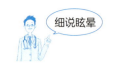
细说眩晕

（3）眩晕的耳穴压丸治疗

耳与脏腑经络有着密切的关系，各脏腑组织在耳廓上均有相应的反应区（也叫反应点或刺激点）。当人体内脏或躯体有病时，这些区域往往会出现局部反应，如压痛、结节、变色等。中医将这些反应点称为耳穴，是分布于耳廓上的腧穴。除了作为诊断疾病的参考，刺激耳穴还可以对相应的脏腑产生一定的调理作用，防治疾病。

治疗眩晕的主要耳穴为肾上腺、皮质下、枕、脑、神门、额、内耳等。此外，还可以根据证型不同灵活选择配穴。肝肾亏虚配肝、肾。风阳上扰配肝、胆。痰浊中阻配脾、缘中。气血不足配脾、胃。

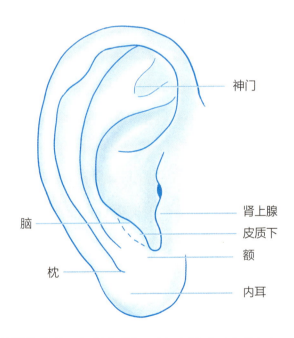

耳穴压丸的操作简单，但是穴位识别和选择需要专业知识，可以在医生指导后自行按压。

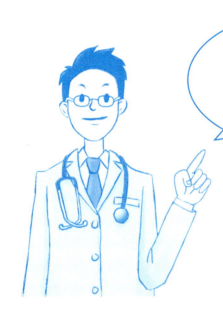

第 5 章
Chapter 05

眩晕的紧急处置

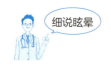 细说眩晕

1 眩晕来袭时的临时应对

如果突然感到眩晕，该怎么办呢？推荐几种方法。

休息

首先要找个安静、安全的环境，最好能宽敞一点，通风好一些，休息一下，避免声音、光亮等各种刺激，尽量能躺下来，减少头部晃动和体位变动，以免引起眩晕加重。

如果眩晕与体位改变有关，应尽量保持不会导致眩晕的姿势。

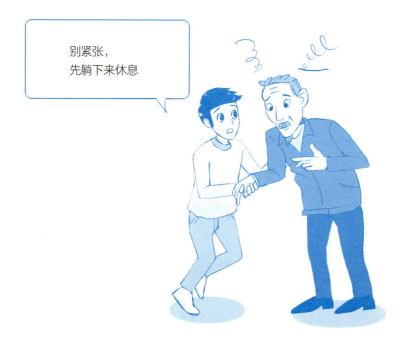

别紧张，先躺下来休息

稳定情绪

当遇到眩晕时,绝大多数人都有恐惧感。首先要尽量放松,消除紧张、焦虑、恐惧等情绪,有条件的还可以适当吸氧,使精神得到充分放松。家属要做好安慰工作,千万不要表现得比患者还紧张。

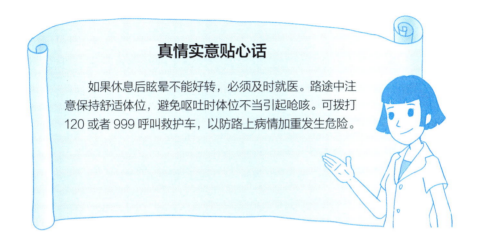

真情实意贴心话

如果休息后眩晕不能好转,必须及时就医。路途中注意保持舒适体位,避免呕吐时体位不当引起呛咳。可拨打120或者999呼叫救护车,以防路上病情加重发生危险。

抗眩晕治疗

到达医院后,医生通常会给予患者地芬尼多、倍他司汀、苯海拉明等抗眩晕、抗呕吐药物来对症治疗。这些药物一定要在医生的指导下服用,自己不要随意加减。

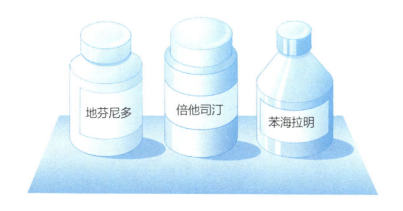

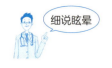 细说眩晕

2 恶心、呕吐

　　眩晕的同时基本都会伴有恶心、呕吐，二者伴随出现的原因与神经有关。恶心、呕吐的反应是由呕吐中枢控制的，由于神经递质变化，刺激了呕吐中枢，就会引起呕吐。严重的恶心、呕吐可以用药物治疗，但这些药物只是控制了眩晕的症状，没有解决造成眩晕的根本原因。

　　造成眩晕症状的根本原因中包括一些较为危险的疾病，特别是对于中老年人来说，眩晕合并恶心、呕吐很可能是脑血管病的信号。

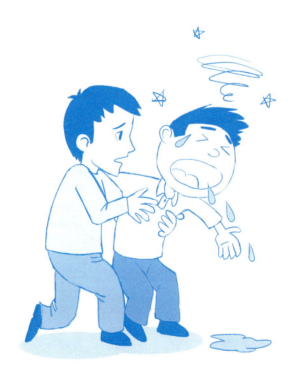

第 5 章 // 眩晕的紧急处置

笔者曾碰到一个中年男性患者，身体肥胖，平时抽烟酗酒，有眩晕病史。发病时天旋地转，但因卧床休息一两天可以好转，就没有去医院看过病。一次和朋友饮酒后蒸桑拿，大汗淋漓后眩晕发作，症状加重并出现严重的呕吐。休息一段时间后，患者感觉两腿无力，站不稳，看东西有双影，这才觉得情况不妙，叫了救护车。到医院后完善检查，明确诊断为脑梗死，部位是在脑干（脑干是人体的生命中枢，只有拇指大小，但很小的梗死灶也可能会造成很大的问题）。

呕吐往往和脑梗死关系密切，既可能是脑梗死的表现，也可能是脑梗死的诱发因素。在上面的病例中，出汗使体内水分大量流失，发生呕吐使体内循环血量进一步减少，脑组织灌注不足，一些狭窄纤细的血管就发生了堵塞梗死，导致脑细胞缺血缺氧死亡。

头晕、呕吐发生在脑出血后较为常见，经常还合并头痛。脑出血时颅内压升高，往往会出现强烈的头痛、头晕、呕吐以及明显的神经缺损症状（言语不利、肢体偏瘫等），非常凶险。

所以，不论眩晕呕吐对于脑梗死是因还是果，出现后都应该引起足够的重视，因为病情进展的迅猛程度有可能超出想象，只有及时就诊，才可能避免悲剧的发生。千万不要随便买点药应付，明确诊断比吃药缓解症状更重要。特别是中老年人，出现相关症状更应该及时就医。

还有些患者由于动脉硬化，总是觉得昏昏沉沉不清醒，于是自己去药店买止晕药吃，一吃就是好几个月，结果严重影响了前庭功能，根本无法停药。自己乱吃药，结果很可怕。

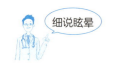

3 强烈头痛

王阿姨今年 55 岁，近两年时有头晕，偶有头痛，但平时测血压正常，就没当回事。这两天王阿姨家里装修，她忙前忙后。一天中午，她突然感觉眩晕，视物旋转，不敢睁眼，怕光、怕声，头左侧疼痛，程度较重，影响日常生活，会随着环境嘈杂而加重。王阿姨吓坏了，赶紧拨打了 120。到医院检查后，医生说是前庭偏头痛，按时吃药，好好休息，放松心情，很快就会康复。

头好痛啊

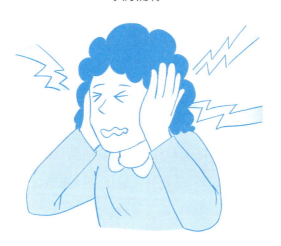

上面的例子仅仅是为了说明眩晕伴随头痛的原因很多，也可能是较轻的疾病引起，不用过于紧张。到底是什么原因，还是要到医院检查后才能确定。如果眩晕伴随头痛、恶心呕吐，且症状持续不缓解，急性脑血管病（脑出血）的可能性仍不能除外，就应当提高警惕了。

4 言语、肢体活动不利

老刘是个65岁的胖老头，抽烟喝酒，活动量少，有高血压病、高脂血症、糖尿病病史。血压控制还好，但血糖控制不达标。一天早上，他睡醒后一睁眼忽然感到眩晕，整个房子都转起来了，觉得恶心、呕吐，左半身麻木，右侧上下肢乏力，说话不利落。老伴儿赶紧打120把老刘送到了医院。检查结果显示老刘得的是脑干梗死，幸亏送来及时，否则性命堪忧。经过积极的治疗，老刘的病情逐渐好转。

当眩晕呕吐伴有言语不利、肢体活动不利、饮水呛咳时，往往提示着急性脑血管病的可能，一旦出现要马上去医院就诊。

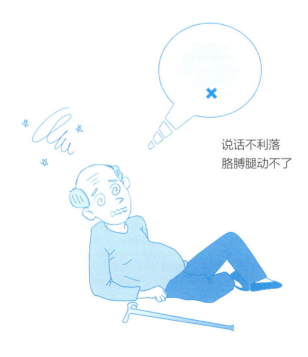

说话不利落
胳膊腿动不了

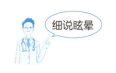
细说眩晕

随着医疗水平的不断提高和医疗设施的不断完善，很多医院都具备了脑梗死超早期溶栓救治能力。发病后的 4.5 小时以内及时就医，就有接受溶栓治疗的希望，预后明显好于未接受溶栓治疗的患者。

真情实意贴心话

出现头晕伴随着肢体活动不利或言语不利或视物成双等情况时，应马上呼叫 120，赶往具备溶栓治疗条件的医院。千万不要抱有侥幸心理在家中休息，治疗越早，效果越好。

5 耳鸣耳聋、听力下降

刘女士今年 40 岁，近 1 年时有眩晕发作，发作时左耳听力下降，并有发胀感，每次持续 1 小时左右，之后可慢慢自行缓解。近来左耳听力大不如前。这天早上，她正和别人聊天时忽然发病，左耳耳鸣，症状严重，觉得天旋地转，左耳听力明显下降。到医院检查后，刘女士被告知患了梅尼埃病，通过心理、药物、外科手术等手段可有效干预和减轻临床症状。在详细了解了病情后，刘女士积极配合治疗，现在左耳听力已经稍稍恢复了一些，眩晕发作次数减少。

确诊为梅尼埃病后，不要紧张，积极配合医生治疗，大多数患者的眩晕等症状是可以得到很好控制的。

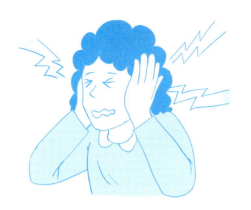
头晕、耳鸣、听不清楚声音
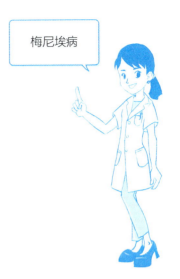
梅尼埃病

6 特定位置就眩晕，不敢睁眼

张女士是公司白领，工作节奏快，工作压力大。最近公司接了一笔大生意，张女士一下子更忙了，天天晚上都要加班。这天晚上，她忙到深夜2点，好不容易躺到床上却好久都无法入眠。第二天早上，张女士被闹铃叫醒，向左一翻身，忽觉天旋地转，不敢睁眼，也不敢动。几分钟后，症状就减轻了，只觉得头昏昏沉沉的。洗漱时，向左一转头，天旋地转的感觉又来了，和上次一样。扶着墙站了2分钟后，症状再次减轻。经过医生的详细问诊和检查，确诊张女士患了耳石症，手法复位治疗后就再没有发作过。

工作压力大、工作时间长、不良的作息习惯，都会诱发耳石症，所以近年来发病有年轻化的趋势。目前耳石症是引起眩晕最常见、发病率最高的疾病。

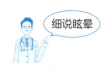

细说眩晕

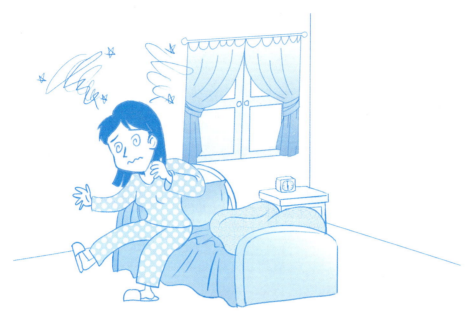

7 一天到晚昏沉沉

王爷爷今年75岁，平时身体还不错，没有高血压病、糖尿病、冠心病，生活习惯也挺健康。但是最近半年，总是觉得早上起床后头昏昏沉沉的，直到晚上躺在床上才感觉好些。日常活动倒是没有受到什么影响，但总感觉不舒服。王爷爷到医院进行了检查，发现有一些脑动脉硬化，吃了几副中药后很快就痊愈了。

昏沉感在老年人群中比较普遍，常被认为是一种与年龄相关的正常现象。而有些患者的昏沉感是急性脑血管病的先兆，出现症状后的首要任务都是寻找病因，进而根据情况进行治疗。类似王爷爷这种轻微动脉硬化引起的昏沉感，中医治疗就很有优势。

在这里还要特别提醒,头昏沉不是老年人的专属病,男女老少都有可能出现。年轻人、健康人也应该养成良好的生活习惯,不抽烟、不酗酒、不熬夜,健康饮食,坚持锻炼,保持好心情,比什么都重要。

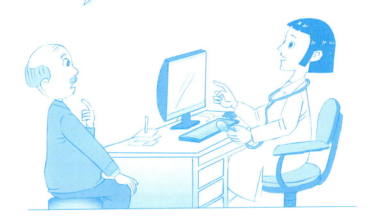

我站起来就感觉头昏昏沉沉,躺下去就没事了。

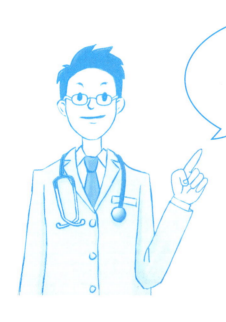

第 6 章
Chapter 06

医院就诊指南

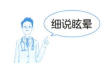 细说眩晕

1 得了眩晕应该到哪个科室看病

同样是眩晕的患者,有的去神经科,有的去耳鼻喉科,有的需要住院治疗,有的需要康复治疗,有的口服药物,还有的仅需回家休息就行。有的朋友就会问:眩晕的时候到底应该挂哪个科的号呢?

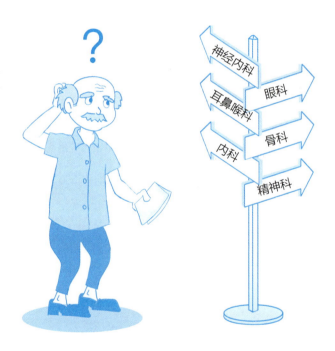

眩晕学是在多学科交叉的地带上建立起来的一门整合性学科。眩晕疾病大体可以分为前庭周围性病变和前庭中枢性病变,常见的前庭周围性病变包括良性阵发性位置性眩晕、前庭神经炎、梅尼埃病、突聋伴眩晕等。常见的前庭中枢性病变多位于脑干、小脑,少数见于丘脑、前庭皮质,相关疾病如

后循环缺血、中枢系统感染、脑肿瘤、神经变性疾病等。

当出现眩晕时，伴有耳鸣、耳胀、听力下降，建议先去耳鼻喉科就诊；若出现言语不利、肢体活动不利等建议去神经内科就诊。如果情况紧急，实在无法区分，可以先挂内科急诊号，听从医生安排。

2 面对医生应该说什么

患者就诊时往往会叙述很多与诊断、治疗没有任何关系的事情，为了尽快诊断治疗，医生有时不得不打断。那么因为眩晕或头晕就诊时，应该重点向医生描述些什么呢？

出现眩晕／头晕症状的时间

有些患者出现症状的时间是可以明确指出的，比如今天早上、昨天下午等；但有些就比较含糊了，比如"我都晕了好多年了""可能前前后后有一

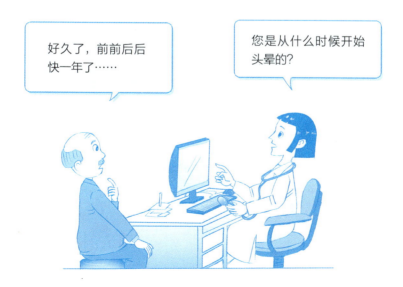

> 好久了，前前后后快一年了……

> 您是从什么时候开始头晕的？

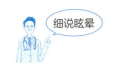

细说眩晕

年了吧"。有时医生还要追问:"好多年到底是多少年?"要知道,症状出现的时间对医生判断疾病是非常重要的!不同的发病时间,往往提示着不同的疾病。比如梅尼埃病,自发性眩晕发作至少2次,每次发作时间持续20分钟至12小时;前庭阵发症至少有10次眩晕发作,多数发作持续时间不超过1分钟。

眩晕发生时在做什么

除了发病的时间,医生关心的问题还有"头晕时您在做什么?"患者通常会说,低头刷碗、躺着睡觉、擦玻璃等。不同的回答往往提示着不同的疾病,其实医生的问题实际上是在了解疾病的诱发因素。

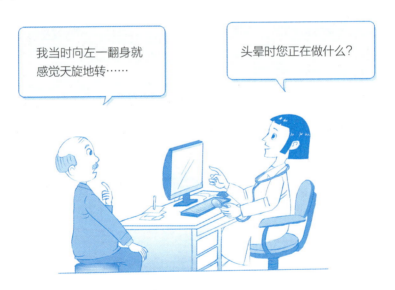

在所有诱发眩晕的因素中,头位的变化是最常见的。头一动就发生眩晕往往和前庭疾病有关。如在床上翻身或坐起、躺下就发生短暂眩晕可能提示耳石症。由坐位变为立位诱发的眩晕多与直立性低血压性眩晕有关。大声喊诱发的眩晕可能与前半规管破裂综合征有关。另外还有其他常见但并非特异的诱发因素,如重复变动的视觉图案或视动环境,会加重或诱发一些慢性眩晕患者的症状；某些社会场景或特定环境（如电梯、小屋子、飞机）可诱发一些心理障碍者的惊恐和眩晕。

持续性还是发作性

一般情况下，如果眩晕症状持续不缓解，超过72小时，属于急性前庭综合征。如果眩晕症状为发作性的，中间有缓解，且没有相对应的体征，属于发作性前庭综合征。分清这两个综合征很重要，因为每个综合征都提示相对应的前庭疾病。

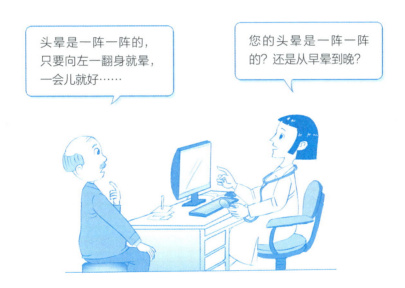

眩晕持续时间

一般情况下，眩晕持续时间可长可短。例如，耳石症的眩晕发作一般持续不足1分钟，前庭偏头痛眩晕时间为5分钟到72小时，梅尼埃病眩晕时间为20分钟到12小时，前庭神经炎眩晕持续时间为数天到数周。准确判断旋转感的持续时间很重要，很多人会将眩晕发作后的不适（乏力、恶心）也包括到眩晕的持续时间之内，这是不对的，应加以注意。

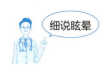

细说眩晕

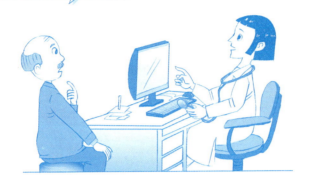

首发与反复发作

在叙述病史时,若头晕是第一次发作还是以前有类似发作史,要向医生说明,为进一步明确诊断提供依据。

第6章 // 医院就诊指南

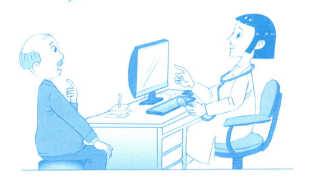

眩晕的感觉特点

有些眩晕表现为天旋地转感,有些表现为摇摆感,有些表现为昏昏沉沉,还有些表现为头重脚轻。就诊时尽量向医生表达清楚。

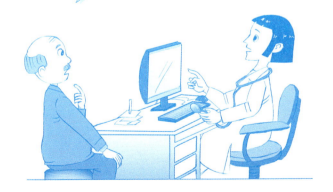

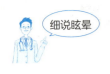

细说眩晕

发作时的伴随症状

伴随症状是疾病诊断中的重要依据,如前庭周围性眩晕常伴有耳鸣、耳聋;前庭中枢性眩晕常无耳蜗症状,但常伴有其他脑神经损伤的定位体征,如复视、口齿不清、肢体或步态共济失调等。

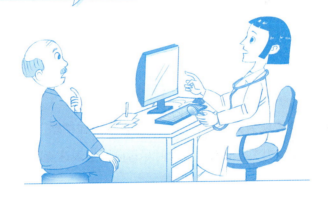

我头晕的时候站不稳,向左边倒,耳朵响……

不稳感

眩晕发作时患者会感觉躯体不稳,急性重症发作期患者会不自主地向一侧倾倒。

不同疾病的表现又存在区别,有些慢性前庭疾病患者有不稳感,但只是一种主观感觉,而不是可被观察到的客观现象。双侧前庭功能全部丧失或大部分丧失患者步态不稳,在不平整的路面或暗处行走时更加严重。

振动幻觉

振动幻觉是一种视幻觉,指主观感觉外界景象在来回移动或摆动。如果视觉景象出现旋转则称为眩晕(或称"客观性眩晕",以区别自身旋转感或

"主观性眩晕")。

双侧前庭功能严重障碍的患者(如脑膜炎后遗损害或庆大霉素中毒性耳聋),在活动、行走、跑步或骑车时均会出现振动性幻觉。

脑干和小脑症状

有无脑干和小脑症状,是判断眩晕或平衡障碍是否由椎-基底动脉卒中等所致的重要依据。这些症状包括复视、口齿不清、肢体或步态共济失调、吞咽困难以及面部麻木或面瘫。

对脑干和小脑损伤患者进行详细的问诊和检查,对病变的定位、诊断、预后判断和随访均具有重要意义。

意识丧失

除发生血流动力学异常外,眩晕患者较少出现意识丧失。

有些眩晕患者是因心律失常、血管迷走神经反射过强或自主神经系统病变引起的直立性低血压性晕厥所致。颈动脉窦过敏的患者,可在颈部转动或颈动脉窦受压时出现昏倒。血管迷走神经反射性和直立性低血压性晕厥发作时,伴随出汗、身体发冷或发热感、双手湿冷、双侧耳鸣和黑蒙等症状,发病时患者面色苍白,发病后短时间内意识可逐渐恢复。糖尿病患者在低血糖时可感到头晕和意识丧失。

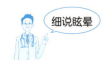

细说眩晕

真情实意贴心话

面对医生的详细问诊，患者不要不耐烦，所有的相关症状能提示相对应的疾病，眩晕病史尤为重要。

3 前庭功能检查

医生常说的前庭功能检查，主要包括前庭冷热水试验、眼震电图等。

检查目的：鉴别中枢性眩晕与周围性眩晕。

检查方法及意义：前面已经提到过冷热水试验，又叫双温试验，这里就不再介绍了。眼震电图则是通过不同的方法诱发患者眼震，观察并分析各种眼震方向，对患者眩晕进行诊断。

注意事项：这项检查对眩晕的患者非常重要，在检查过程中患者的眩晕症状可能会被诱发出来。医生根据所检测到的前庭功能结果及眼震方向来判断相关疾病。所以建议患者尽量配合完成。对于诱发出的眩晕，不必惊慌，很快就会缓解。

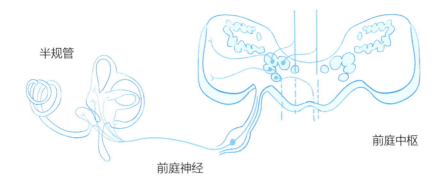

半规管　　　前庭神经　　　前庭中枢

4 头颅 MRI

MRI 检查在临床上应用非常广泛，一般医生会为眩晕患者开具 MRI 平扫和血管磁共振平扫两项检查。

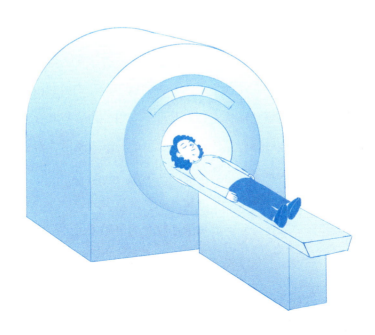

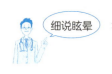
细说眩晕

检查目的：头颅 MRI 检查是为了明确是否存在神经系统病变，如脑梗死、脑肿瘤、炎症、先天血管畸形等，这些疾病都有可能使人感到眩晕。脑动脉硬化狭窄、后循环缺血的患者最容易出现眩晕症状，血管磁共振平扫可以清晰地观察到缺血病灶，为疾病的诊断提供依据。

检查方法：MRI 检查比较简单，只要患者可以配合，安静躺在磁共振机内 20～30 分钟就可以完成检查。

注意事项：由于磁共振检查设备具有磁场，所以除个别材料外，体内有金属物的患者大多无法完成检查，需要在检查前和医生说明。由于磁共振机内空间狭小，患有幽闭恐惧症的患者可能无法配合完成检查。

5 耳科检查

耳科检查主要包括耳镜检查、咽鼓管功能检查、听力测验、前庭功能检查、瘘管试验和其他检查。

可能有朋友要问了，前面不是说过前庭功能检查了吗，为什么还要再提耳检查呢？这是因为有的医院前庭功能检查归属于神经内科，由神经内科医生操作；而有的医院前庭功能检查归属于耳鼻喉科，包含在耳科检查中。除了前庭功能检查外，耳科检查里还有一项重要的检查就是听力检查，某些眩晕相关的疾病与听力关系很大，比如梅尼埃病。

在眩晕（头晕）的诊断中，耳科检查起非常重要的作用。一般情况下，通过询问病史和查体不能排除前庭周围性眩晕的时候，其他科室医生一定会请耳鼻喉科医生会诊，完善耳科检查。

6 眼科检查

经常会有患者问:"我是脑袋晕晕的,为什么要给我查眼睛呢?我眼睛没事呀!"可见很多人还是不了解,眼科检查为什么会用于眩晕(头晕)患者。神经内科医生请眼科医生会诊,完善眼科检查的目的主要是:① 观察眼动情况和是否有复视;② 检测视力和视野;③ 检查眼底及眼压。

检查方法:眼科检查由眼科医生在器械的辅助下进行,基本上没有伤害,患者耐心配合就可以完成。检查眼底时需要散瞳,可能会有些不舒服,不用紧张,等药效一过就没事了。

检查意义:眼科检查是眩晕相关检查的重要组成部分,对明确诊断极其重要。尤其是眼动检查,是识别耳源性、眼源性、神经源性疾病的重要依据。

注意事项:根据眼底是否能看清楚,可能会需进一步做裂隙灯检查。若瞳孔过小不易看清眼底,须散瞳观察,之前必须排除青光眼。

7 颈椎检查

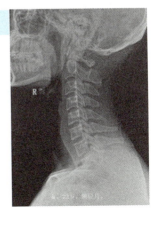

颈椎检查现在属于骨科检查。

检查原理:颈椎病引起的"颈性眩晕",实际上也可由颈肌痉挛而产生,不完全是椎-基底动脉供血不足导致的。颈部屈伸损伤后,软组织损害引起颈椎不稳,可导致眩晕。先天性颈椎畸

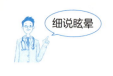

形患者往往在 40～50 岁后出现颈部疼痛,活动受限,产生颈椎不稳征象。

检查方法:做颈椎 X 线片或者 MRI 检查。

注意事项:X 线检查有放射性,如果打算半年内要宝宝,建议做颈椎 MRI 检查。

8 精神检查

这里说的精神检查主要是指量表评估,属于眩晕主观感觉的测量,在眩晕检查中非常重要。

医生还常常会要求患者完成眩晕问卷检查。眩晕问卷结合眩晕量表使用可有效量化主观感觉症状,便于做定量分析,提供定性诊断线索,是进一步检查确诊的有效工具。

这里主要介绍广泛使用的 DHI 和 HADS 量表。

眩晕障碍量表(DHI 量表)是在前庭临床实践中应用最广泛的一种症状性评估量表。医院用焦虑抑郁量表(HADS 量表)可用于精神性并发症评估,是评估眩晕患者焦虑和抑郁的筛查工具,也是评估慢性眩晕患者精神性疾病药物治疗效果的指标。

DHI 量表和 HADS 量表纳入眩晕问卷作为常规筛查,有助于辨别看起来并不太焦虑或不太抑郁患者的行为症状,可早期发现患者的相关问题,给予相应的治疗和康复训练。

DHI 量表

注：此问卷用于评估您出现眩晕或平衡障碍时的严重程度，请根据眩晕或平衡障碍发生时的情况进行回答。

项目	眩晕障碍量表（DHI）		分值
P1	向上看会加重眩晕或平衡障碍吗？	A.是　B.否　C.有时	
E2	是否会因为眩晕或平衡障碍而感到失落？	A.是　B.否　C.有时	
F3	是否会因为眩晕或平衡障碍限制工作或休闲旅行？	A.是　B.否　C.有时	
P4	在超市的货架间行走会加重眩晕或平衡障碍吗？	A.是　B.否　C.有时	
F5	是否会因为眩晕或平衡障碍使上下床有困难？	A.是　B.否　C.有时	
F6	是否会因为眩晕或平衡障碍限制社交活动，比如出去晚餐，看电影，跳舞或聚会？	A.是　B.否　C.有时	
F7	是否会因为眩晕或平衡障碍使阅读困难？	A.是　B.否　C.有时	
P8	进行剧烈活动比如运动、跳舞时，做家务比如扫除、放置物品时会加重眩晕或平衡障碍吗？	A.是　B.否　C.有时	
E9	是否会因为眩晕或平衡障碍，使您害怕在没有人陪伴时独自在家？	A.是　B.否　C.有时	
E10	是否会因为眩晕或平衡障碍在他人面前感到局促不安？	A.是　B.否　C.有时	
P11	做快速的头部运动是否会加重眩晕或平衡障碍？	A.是　B.否　C.有时	
F12	是否会因为眩晕或平衡障碍而恐高？	A.是　B.否　C.有时	
P13	在床上翻身会加重眩晕或平衡障碍吗？	A.是　B.否　C.有时	
F14	是否会因为眩晕或平衡障碍，在做较重的家务或体力劳动时感到困难？	A.是　B.否　C.有时	
E15	是否会因为眩晕或平衡障碍，害怕被别人误认为是喝醉了？	A.是　B.否　C.有时	
F16	是否会因为眩晕或平衡障碍无法独立完成工作？	A.是　B.否　C.有时	
P17	在人行道行走会加重眩晕或平衡障碍吗？	A.是　B.否　C.有时	
E18	是否会因为眩晕或平衡障碍很难集中精力？	A.是　B.否　C.有时	
F19	是否会因为眩晕或平衡障碍，夜间在房子里行走有困难？	A.是　B.否　C.有时	

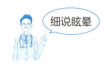

（续表）

项目	眩晕障碍量表（DHI）		分值
E20	是否会因为眩晕或平衡障碍，而害怕独自在家？	A.是　B.否　C.有时	
E21	是否会因为眩晕或平衡障碍感到自己有残疾？	A.是　B.否　C.有时	
E22	是否会因为眩晕或平衡障碍给与亲友间的关系带来压力？	A.是　B.否　C.有时	
E23	会因为眩晕或平衡障碍而感到沮丧吗？	A.是　B.否　C.有时	
F24	眩晕或平衡障碍是否已经影响到工作或家庭责任？	A.是　B.否　C.有时	
P25	弯腰会加重眩晕或平衡障碍吗？	A.是　B.否　C.有时	
总分	DHI-P（　　）; DHI-E（　　）; DHI-F（　　）		

P为躯体指数，E为情绪指数，F为功能指数。打分标准为：是，4分；有时，2分；否，0分。0～30分为轻微障碍，31～60分为中等障碍，61～100分为严重障碍。

HADS 量表

情绪在大多数疾病中起着重要作用，如果医生了解您的情绪变化，他们就能给您更多的帮助。请阅读以下各个项目，在最符合您过去一个月的情绪情况选项后括号内打"√"。对这些问题的回答不要做过多的考虑，立即做出的回答往往更符合实际情况。

1）我感到紧张（或痛苦）:

　　A. 根本没有（　　）

　　B. 有时候（　　）

　　C. 大多时候（　　）

　　D. 几乎所有时候（　　）

2）我对以往感兴趣的事情还是有兴趣:

　　A. 肯定一样（　　）

B. 不像以前那样多（　　）

C. 只有一点（　　）

D. 基本上没有了（　　）

3）我感到有点害怕，好像预感到什么可怕的事情要发生：

A. 根本没有（　　）

B. 有一点，但并不使我苦恼（　　）

C. 是有，不太严重（　　）

D. 非常肯定和十分严重（　　）

4）我能够哈哈大笑，并看到事物好的一面：

A. 我经常这样（　　）

B. 现在已经不太这样了（　　）

C. 现在肯定是不太多了（　　）

D. 根本没有（　　）

5）我的心中充满烦恼：

A. 偶然如此（　　）

B. 时时，但并不轻松（　　）

C. 时常如此（　　）

D. 大多数时间（　　）

6）我感到愉快：

A. 大多数时间（　　）

B. 有时（　　）

C. 并不经常（　　）

D. 根本没有（　　）

7）我能够安闲而轻松地坐着：

A. 肯定（　　）

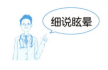

细说眩晕

B. 经常（　）

C. 并不经常（　）

D. 根本没有（　）

8）我觉得我好像变得迟缓了：

 A. 一点都没有（　）

 B. 有时这样（　）

 C. 经常这样（　）

 D. 几乎所有时候都这样（　）

9）我有点坐立不安，好像感到非要活动不可：

 A. 根本没有（　）

 B. 并不很少（　）

 C. 是不少（　）

 D. 非常多（　）

10）我已经失去了关注自己外表的兴趣：

 A. 和以往一样关注（　）

 B. 不是特别关注了（　）

 C. 不再像以往那样关注了（　）

 D. 不关注了（　）

11）我突然发现有恐慌感：

 A. 根本没有（　）

 B. 并非经常（　）

 C. 非常肯定，十分严重（　）

 D. 确实很经常（　）

12）我好像感到情绪在渐渐低落：

 A. 根本没有（　）

B. 有时（　　）

C. 很经常（　　）

D. 几乎所有时间（　　）

13）我感到有点害怕，好像某个内脏器官变化了：

A. 根本没有（　　）

B. 有时（　　）

C. 很经常（　　）

D. 非常经常（　　）

14）我能欣赏好书或好的广播电视节目：

A. 常常如此（　　）

B. 有时（　　）

C. 并非经常（　　）

D. 很少（　　）

题目序号	HADS 指数计算方法				题目得分
	A	B	C	D	
1	3	2	1	0	
3	3	2	1	0	
5	3	2	1	0	
7	0	1	2	3	
9	0	1	2	3	
11	3	2	1	0	
13	3	2	1	0	
焦虑得分（奇数题目分数总和）≥8显著临床精神症状					
2	0	1	2	3	
4	0	1	2	3	
6	3	2	1	0	

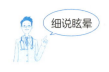

（续表）

题目序号	HADS 指数计算方法				题目得分
	A	B	C	D	
8	3	2	1	0	
10	3	2	1	0	
12	0	1	2	3	
14	0	1	2	3	
抑郁得分（偶数题目分数总和）≥8显著临床精神症状						
总分（焦虑+抑郁）≥12显著临床精神症状						

以上两项量表仅做参考用，请及时就诊。

9 其他检查

血压

两臂血压之差较大提示锁骨下盗血综合征，这是引起椎-基底动脉或后循环缺血发作性眩晕的原因之一。

直立性血压测量方法（测量卧位血压和立位血压）可检测是否存在直立性低血压。

心脏

心脏病可引发心源性头晕或晕厥。检查项目包括动态心电图、心脏彩超等，必要时请到心内科专科进行诊治。

颈部

主要用于颈源性眩晕的筛查，检查项目包括颈部活动度及范围、颈部血管杂音听诊等。

第 7 章
Chapter 07

学会和眩晕共处

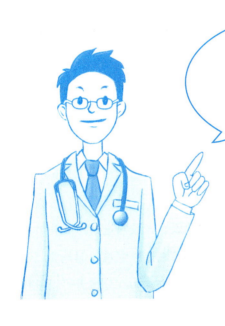

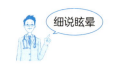
细说眩晕

1 早诊断早治疗，眩晕不可怕

眩晕性疾病是临床常见病、多发病，症状表现多种多样，有眩晕、头晕、平衡障碍等多种类型。

眩晕是一种症状，表现千变万化，发病原因较多，涉及很多部位，诊断治疗方面也会涉及多个科室，如耳鼻喉科、神经内科、骨科、眼科等。导致眩晕的疾病不同，危险程度、治疗和预后也不一样，有些是可以致命或致残的，如脑血管病变；有些只是短暂发作，不会对日常生活造成太大影响，如耳石症。

无论是何种疾病导致的眩晕，都应该尽早就医，及时进行诊断和治疗是非常必要的。尽管很多情况下要立即做出明确诊断比较困难，但只要配合医生完成病史询问、体格检查及其他必要的辅助检查，大部分患者可以得到明确诊断和有效治疗。

诊断和治疗需要完全交给医生，对于患者或潜在患者来说，如何在日常生活中尽量避免诱发眩晕、预防眩晕同样非常重要。

2 学会和反复眩晕共处

很多眩晕疾病都会导致反复眩晕，如耳石症、梅尼埃病、前庭神经炎、前庭偏头痛、后循环缺血、颈源性眩晕等，都存在复发的问题。在医院治疗后，回到家还可能会时不时出现轻度头昏、短暂眩晕，这样的患者应该怎么办呢？

前面已经说过，有针对性的前庭康复治疗可显著提高前庭中枢代偿能力，提高患者对眩晕症状的耐受能力，减轻症状。眩晕程度较重的患者可以去能进行前庭康复训练的医院就诊，让医生判断是否需要相关治疗。经医生指导后，患者可以自行在家训练。

西医对于眩晕的治疗以对症为主，是治标。相比西医，中医治疗眩晕有很大的优势，是治本。中医的中心思想就是"整体观念、辨证论治"，对人体体质及存在的不适症状进行辨证分型，选择相应的中药或其他方法治疗。

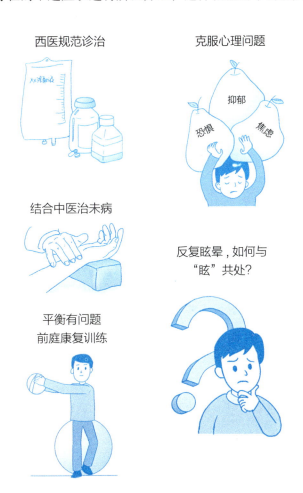

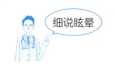

很多患者本身其实并没有器质性病变，病因更多是功能性问题或精神因素。所以，当眩晕发作时不要惊慌，要做到及时就医，查明病因，积极治疗。而如果眩晕不明显，只是担心出现眩晕，则需要调节情绪，转移注意力，多参与社会活动，逐渐减轻心理负担。

3 调节情绪，保证睡眠

眩晕患者经常带有焦虑抑郁的情绪，紧张、害怕、烦躁，或者郁闷、情绪不高、兴趣下降、失眠、多梦、晚上睡不着、早上醒得早。急性眩晕没有得到很好解决时出现的情绪障碍，又会加重眩晕和耳鸣。情绪障碍较严重的患者，治疗眩晕的同时可以使用抗焦虑抑郁药物。对情绪障碍较轻的患者可以进行心理疏导，鼓励其多参加社会交往活动，乐观向上地面对生活。

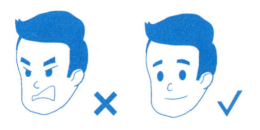

管理好你的情绪

睡眠对人体非常重要，充足、优质的睡眠能够缓解疲劳、保护大脑、提高脑力、增强免疫力、延缓衰老、维持心理健康。

睡眠质量影响眩晕恢复，与情绪也息息相关。长期失眠除了使人感觉疲劳，注意力不能集中，工作效率低下外，还会破坏体内各个系统的平衡，出现包括眩晕在内的多种问题。

第7章 // 学会和眩晕共处

导致失眠的原因大致可分为客观和主观两种，客观原因有环境改变、睡前喝茶或咖啡等，主观原因一般是与压力、情绪等有关的精神层面因素。

失眠，我们分手吧！

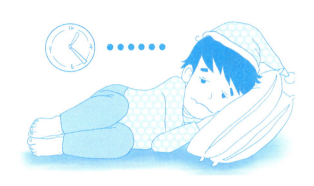

除了服药治疗外，还有什么助眠小妙招吗？

（1）一滴水安眠法：

有的失眠患者晚上躺在床上，会反复回想遇到的事情，心烦意乱无法入睡。这类人可以试着练习"一滴水安眠法"。选择舒适安静的环境，关灯后闭上眼睛，想象自己在海上漂浮着，随着海浪轻轻摇动。一滴水从空中落下，滴在头上，顺着脸往下流，逐渐流到海里；又有一滴水从空中落下，滴在身上别的地方，之后流入海里。如此反复，能转移注意力，进入安静的状态中，渐渐入睡。整个过程注意要心无杂念。

一滴水安眠法

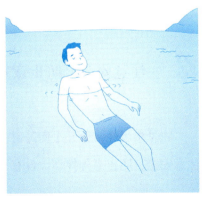

（2）腹式呼吸安眠法：

有的失眠患者睡觉前仍处于日间的高度紧张状态中，不能放松，难以入睡。这时不妨试试腹式呼吸安眠法，可

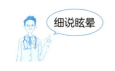

让更多的氧气进入肺部，改善心肺功能；促进胆汁分泌，安神益智。腹式呼吸以膈肌运动为主，吸气时胸廓的上、下径增大，一次呼吸10～15秒，能吸入约500毫升空气。腹式呼吸时膈肌下降，腹压增加，感觉好像是空气直接进入腹部，把手放在肚脐上会感觉上下移动。腹式呼吸时可以把注意力转移到腹部，手放在肚子上感受呼吸幅度。呼吸速度缓慢，可将腹部鼓起来，但不要过度。

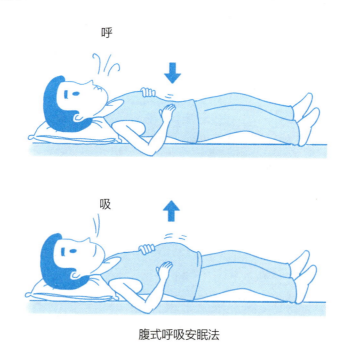

腹式呼吸安眠法

4 注意安全，防止意外

眩晕患者经常合并平衡障碍，平衡出问题时稍不注意就会摔倒，因此要注意安全，防止意外摔伤。没有平衡问题的眩晕患者处于移动的空间里时，如在公交车里,也要注意安全。

相对于手脚活动灵便的年轻人,老年患者更要防止意外摔倒,即便是没有眩晕症状的老人也要注意。日常生活中应尽量做到下面几点。

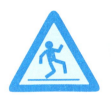

慎防跌倒:
1. 穿防滑拖鞋
2. 铺防滑垫
3. 安装扶手
4. 清理杂物,保持畅通

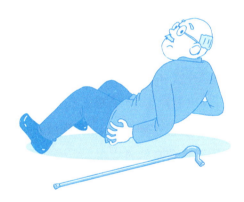

厨房、卫生间等地上的水非常容易使脚底打滑摔倒,使用后一定要把地拖干净,注意保持地面干燥。卫生间(或浴室)应安装扶手、放置防滑垫,保证如厕、洗澡时的安全。针对家中比较光滑的地砖或者地板,可以准备防滑拖鞋。

定时打扫卫生,收拾杂物,保持室内干净整洁。屋中家具应摆放得合理有序、位置固定,留出安全通路,避免眩晕发作或夜晚起夜时被绊倒。地毯的边缘很容易把人绊倒,安全起见尽量不要铺地毯。

家中可准备助步器、拐杖等。对于症状较为严重的患者,可在床头安置

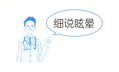
细说眩晕

呼救器，必要时应有家人或保姆陪护。

5 呕吐后的饮食调养

眩晕患者经常伴有呕吐。作为人体的一种自我保护机制，呕吐本身并没有危害，但过于频繁而剧烈的呕吐可造成多种不良后果，如营养不良、脱水、电解质紊乱、酸碱失衡，甚至损伤食管和胃。

除了针对眩晕病因的治疗，控制呕吐症状最为有效和直接的方法是使用止吐药物，如苯海拉明、甲氧氯普胺（胃复安）等，需要在医生指导下服用。除此之外，患者自己可在日常饮食方面多加注意。

科学合理的饮食不仅可以补充营养及能量、增强体质，还能促进疾病的恢复。呕吐止住后，要鼓励患者适当进食清淡食物，以米汤、面条等易消化食物为主。但也要注意，不要强迫患者进食，以进食后不加重恶心呕吐症状为度。如果确实不能进食，要及时告知医生寻求帮助，用输液来补充足够的能量。

呕吐患者的食物应注意富含 B 族维生素，主要是维生素 B_{12}、维生素 B_6 和维生素 B_1。维生素 B_{12} 能促进神经代谢，主要存在于肉、蛋、奶及动物内脏中，大豆及一些草药中也含有维生素 B_{12}。维生素 B_6 参与多种代谢反应，尤其是和氨基酸代谢有密切关系，有止吐功效，在酵母菌、动物肝脏、肉、鱼、蛋、谷类、豆类及花生中含量较多。维生素 B_1 有营养神经的作用，可改善精神状况，维持神经、肌肉、心脏的正常活动，减轻眩晕，还可帮助消化，特别是碳水化合物的消化。维生素 B_1 最为丰富的食物来源为葵花籽、花生、大豆、瘦猪肉，其次为小麦、小米、玉米、大米等谷物，鱼类、蔬菜和水果中含量较少。

眩晕患者还应大量饮水，多吃新鲜水果、蔬菜、高纤维食物，避免辛辣等刺激性饮食。戒烟禁酒及咖啡、红茶等，不喝或少喝含有咖啡因的饮料

（如可乐等），饮料中含糖量也不宜过多。可适当喝绿茶，或加菊花、茉莉花一同泡饮，以清利头目。精神性眩晕患者最好不要吃黄油、巧克力及油炸食物。

眩晕的饮食调养

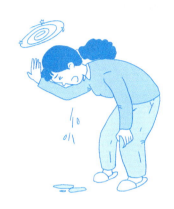

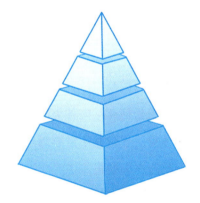

忌烟酒、咖啡、茶、可乐

少吃黄油、巧克力、油炸食物

适量吃新鲜水果、蔬菜，高纤维食物

多补充维生素 B_{12}、维生素 B_6、维生素 B_1

6 加强锻炼，增强体质

运动可以使多种大脑化学物质的产生增加，让人感到更加快乐轻松。长期、规律的运动可以增强自信心，减少压力和焦虑。

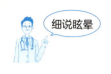

细说眩晕

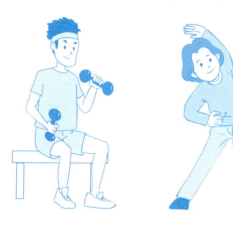

锻炼身体有益大脑

锻炼身体防止"三高"

锻炼身体促进睡眠

锻炼身体有益心肺

运动可以使体内胆固醇水平处于理想状态，防控高血压。规律运动还可以提高机体免疫力，并预防2型糖尿病、骨质疏松症和某些种类的癌症。

运动可以消耗热量，进而帮助有效控制体重。平时并不需要腾出大把时间来运动，放弃电梯走楼梯、午饭后散步等都能产生效果。

运动使心肺功能得到加强。长期坚持运动，可以帮助整个心血管系统更有效地运转，让呼吸更自如，为体内组织输送更多氧气和营养，使人体获得更多的能量。

运动促进睡眠，规律的运动有助于更快地入睡并提升睡眠质量。好的夜间睡眠能使注意力集中，提高工作效率并改善心情。

7 重视前庭康复训练

前庭功能障碍患者除了需要坚持口服药物之外，必要时还要进行前庭康复训练。与中风后的偏瘫肢体不同，前庭器官看不见也摸不着，无法直接进行康复锻炼，只能通过各种头部、眼部及肢体的配合运动促进受损伤的前庭功能尽快恢复。

前庭康复训练指对眩晕和平衡障碍患者所进行的一种物理治疗方法，由医院专业人员制订，是一系列由反复进行的头、颈、肢体运动组成的训练方法。除了能缓解患者的眩晕症状，有针对性的前庭康复训练还能帮助大脑重建良好的平衡状态，显著提高前庭中枢代偿能力、前庭位置觉和视觉反应能力。前庭康复训练包括头动训练、平衡协调训练、靶向移动训练和行走训练等。

前庭康复训练需要根据患者的不同情况确定方案。比如，大多数梅尼埃病患者病程呈慢性反复发作性，导致慢性前庭功能受损，头晕、步态不稳更加明显。除给予提高注视、凝视稳定性的练习外，还要增加本体感觉的练习，通过增加头—眼反射、颈—眼反射训练，增加本体感觉来替代受损的前庭功能，以促进前庭功能恢复。

8 放慢生活节奏，注意减轻压力

40岁的王女士近期工作很忙，睡眠不好，总是感觉晕乎乎的，还出现过眩晕症状。到医院检查，血压、血脂、血糖都正常。医生说，可能是长期处于压力中，休息不足，平常缺乏锻炼，导致脑供血不足，出现眩晕或头晕。

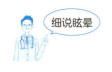

细说眩晕

工作压力大的白领，头晕老犯怎么办？

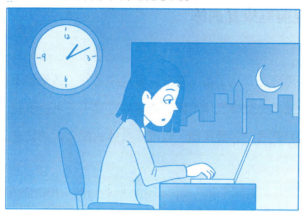

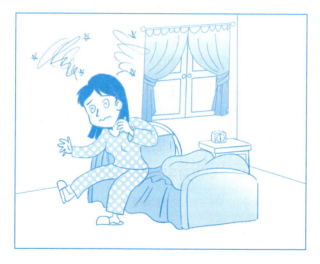

很多人生活节奏快，认为"时间就是金钱""工作就是上帝"，完全不把身体健康当回事。不合理的时间安排、不规律的生活方式加上超负荷的压力，常让人处于紧张状态。为避免身体出现问题，应该适当放慢生活节奏，注意减轻压力，合理安排时间，工作、休息和运动相结合。